中国民间

秘验证方大全

民间秘方与本草
良方荟萃

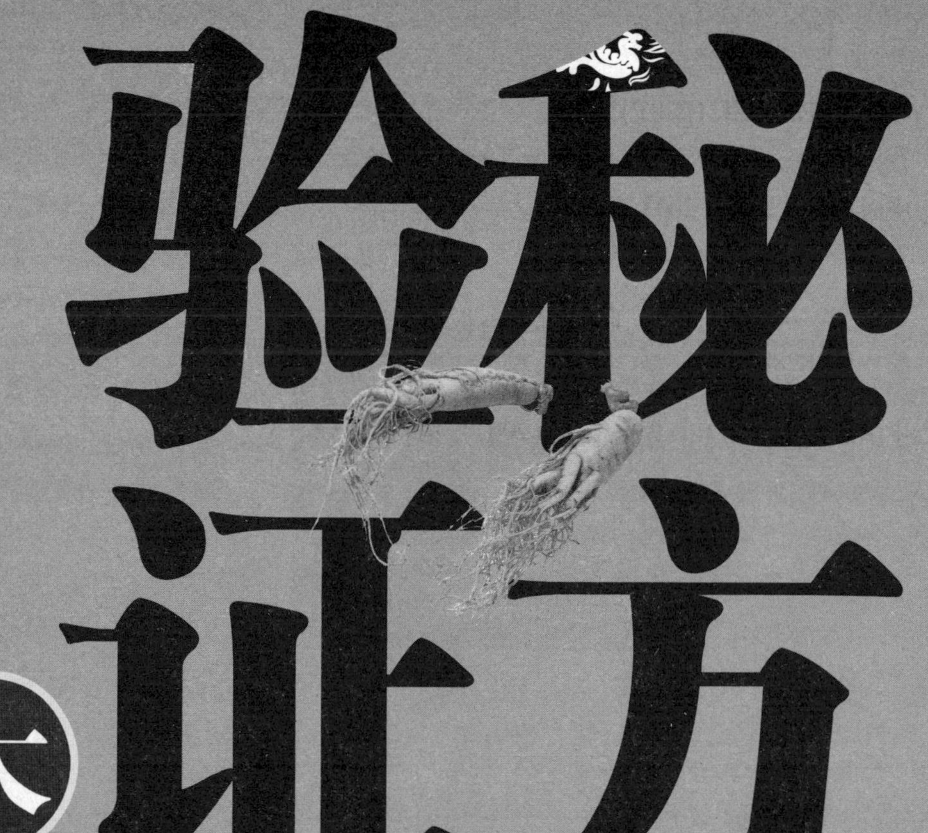

一部实用性极强的家庭生活宝典

良石/主编

全国名老中医特别推荐

中医古籍出版社
Publishing House of Ancient Chinese Medical Books

责任编辑： 高俊雄
封面设计： 王云霞

图书在版编目（CIP）数据

民间秘方与本草良方荟萃/良石主编．-北京：中医古籍出版社，2003.1
ISBN 7-80174-111-0

Ⅰ．民… Ⅱ．良… Ⅲ．①秘方—汇编②验方—汇编 Ⅳ．R289.2

中国版本图书馆 CIP 数据核字（2002）第 086323 号

民间秘方与本草良方荟萃
中国民间秘方验证大全
中医古籍出版社出版
（北京东直门内北新仓 18 号 100700）
新华书店总店发行
北京通州皇家印刷厂印刷
2016 年 12 月第 3 版 2016 年 12 月第 1 次印刷
787×1092 毫米 16 开 10 印张 175 千字
ISBN 7-80174-111-0/R·111
定价：32.80 元（全套定价：65.60 元）

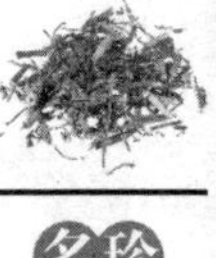
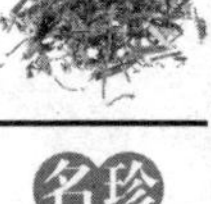
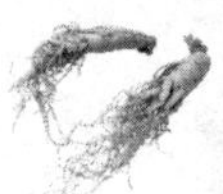

前　言

民间秘方是流行于民间的药方，很多都是民间私家流传，而没有书籍记载的方剂，且多秘而不传外人，医家使之于民，历经千百年反复验证才沿用至今的，药简而效宏，是祖国传统医学中的一颗绚丽瑰宝。秘方具有“取材方便、配制简炼、疗效显著”的特点，故使得秘方有很强的生命力，能在民间广为流传和应用。

现代社会的快速发展，使得人们的物质生活水平和文化知识逐步提高，越来越多的人把目光投向了健康，想了解和认识自己的健康状况，把握自己的健康走向，更想通过阅览书籍来掌握一些常见病的预防和治疗方法，以更好地提高自己的生活质量。针对这种现状，同时也为了丰富传统中华医学经典，编者虚心请教了众多全国著名的老中医，遍收古今，广采博引，精心编选了这部《名医珍藏秘方大全》，书中所收录的秘方皆经过千百年私家密传，生命力极强、并经著名老中医的多次验证、疗效理想的秘方。集实践与医理于一体，内容翔实，说理严密，条目清楚，通俗易懂。其中用药皆寻常之物，易采易得，方微药简，故此书于医于民，均可择用。

如果书中所载的一方半剂能对你的健康生活有所帮助，或能使你多年的疾患得到根除，编者在挥汗之余，也感欣慰。如果读者朋友在阅读时发现书中疏漏之处，欢迎热情指正，我们也好在修订本书时能够及时改正。需要特别说明的是，笔者对所选录的秘方，态度是严肃认真的，但因每个人的病情，体质不一样，秘方不可能对所有的人都有特效，当病情严重或服药无效时，应该到医院诊治，或在医生的指导下使用。

本书秘方的收集，请教了众多全国著名的老中医，参考了大量的古今文献，在此表示深深的谢忱，对在出版、编辑本书过程中给予支持和帮助的所有朋友，表示衷心的感谢！

编　者

2006 年 7 月

目　录

第一篇　内科防治秘方

一、感　冒

二、头　痛

三、咳　嗽

十一、暑　　病

十二、神经衰弱

十三、胃 脘 痛

十四、胃 肠 炎

十五、胃 下 垂

十六、胃及十二指肠溃疡

十七、肝炎、肝脾肿大

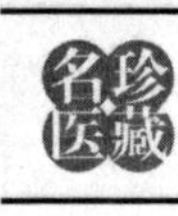
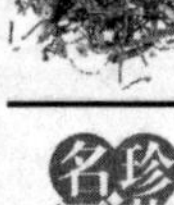

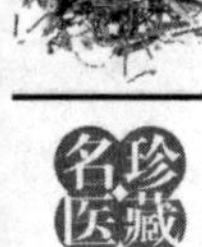
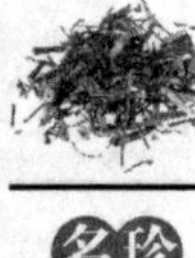

十八、肝硬化腹水

十九、哮　　喘

二十、肺　　痈

二十一、肾　　炎

二十二、高 血 压

二十三、冠 心 病

二十四、高脂血症

二十五、糖 尿 病

二十六、三叉神经痛

第二篇 妇科防治秘方

一、月经不调

二、痛　　经

三、闭　　经

四、带 下 病

五、阴 道 炎

六、女阴瘙痒症

七、外阴湿疹

八、崩　　漏

九、乳 腺 炎

十、子宫脱垂

十一、产后疾患

十二、缺　　乳

十三、回　　乳

十四、不 孕 症

十五、更年期综合征

第三篇　儿科防治秘方

一、小儿感冒

二、小儿发热

三、小儿支气管哮喘

四、小儿疳积

五、厌 食 症

六、小儿睾丸鞘膜积液

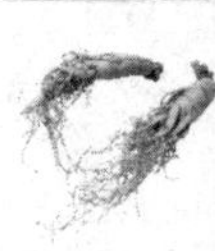
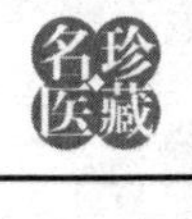
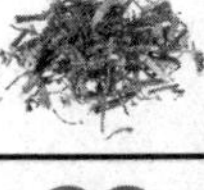
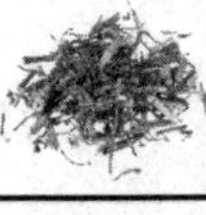

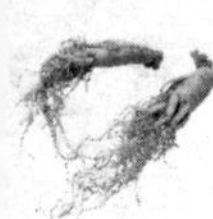

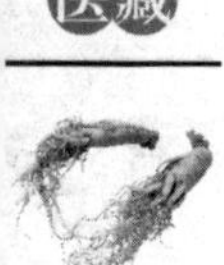

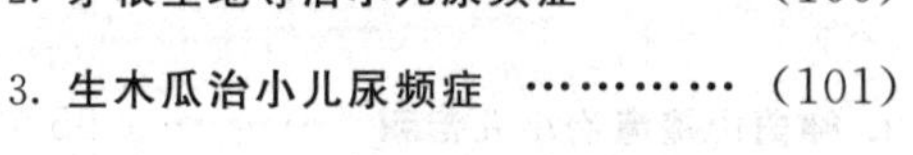

第四篇　五官科防治秘方

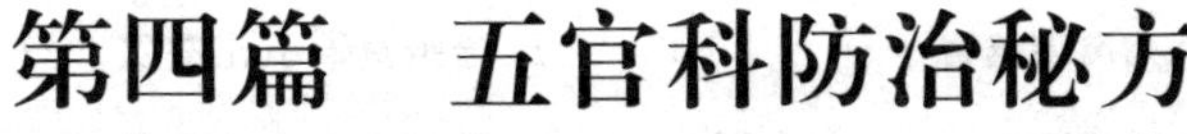

第五篇　皮肤科防治秘方

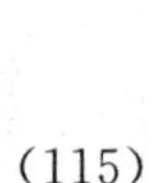
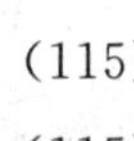
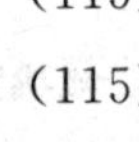
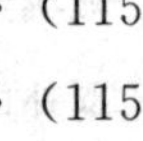
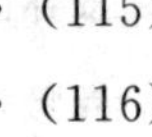
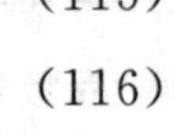

第六篇　男科防治秘方

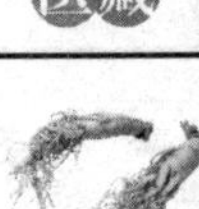

第七篇　美容防治秘方

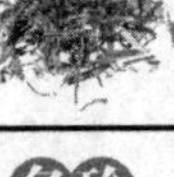
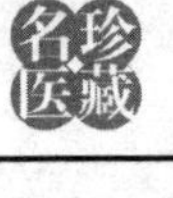

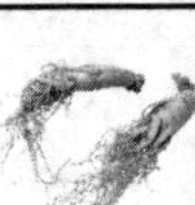
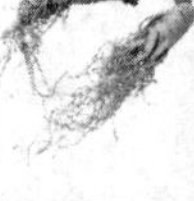
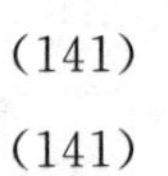
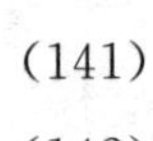
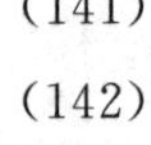
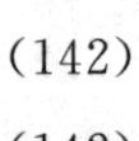
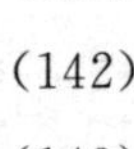
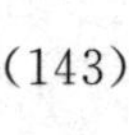
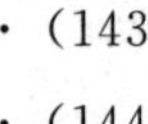
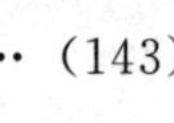
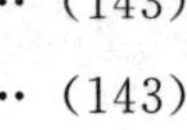
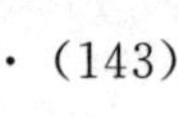
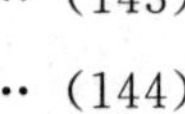
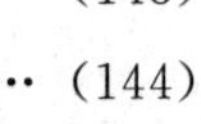
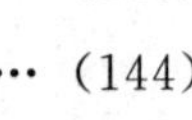
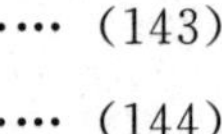
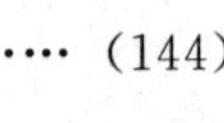
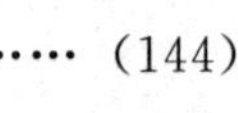

第一篇　内科防治秘方

一、感　冒

感冒是由流感病毒所引起的一种常见病，一年四季均可发生。在身体过度疲劳、着凉、抵抗力低下时容易染发此病症。患者有咽喉发痒、鼻塞、流涕、咳嗽、咳痰、头痛、发热、全身疲倦、四肢酸痛等症状。

1. 参苏饮治病毒性感冒

［方　剂］　人参、苏叶、葛根、前胡、半夏、茯苓各22克，陈皮、甘草、桔梗、枳壳、木香各15克，生姜3片，大枣1枚。

［制用法］　水煎服，每天1剂。

［功　效］　益气解毒，祛痰止咳。

［验　证］　王某某，男，6岁，于1985年11月24日初诊。3天来，身热无汗，鼻流清涕，头痛形寒，倦怠乏力，某医院诊为病毒性感冒。选用病毒灵、阿斯匹林，服后汗出热度暂降，须臾汗收身热复作。又加用速效感冒胶囊、紫雪散，热仍不退，遂来院求治。查体：身热暮重，体温37.8℃，热前略有形寒，手足微凉，鼻仍流涕，面色苍白，心烦胸闷气短，形体消瘦，倦怠无力，纳差，口干不欲饮，小便清，大便稀溏，舌苔薄白质淡，脉细无力。证属素体虚弱，外邪遏表，未得宣散，有里虚邪陷之虞。治当益气解毒，和中达邪，宗参苏散加减。处方：太子参、苏叶、葛根、前胡、淡豆豉、神曲各10克，橘皮、法半夏、枳壳各5克，葱白3个。每天1剂水煎，分3次服。上方服药3剂，身热渐降，晚间体温37.2℃左右，形寒肢冷已解，心烦气短亦已，面色略转红润，胃纳转佳，舌苔白，脉缓。余邪尚未尽除，治宗原方化裁。处方：太子参、苏叶、陈皮、法半夏各5克，柴胡、葛根、茯苓、神曲各10克，炙甘草3克，

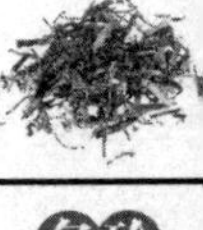
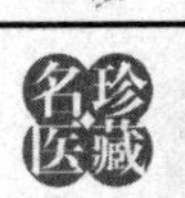

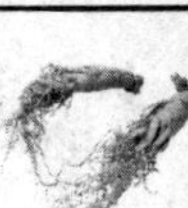

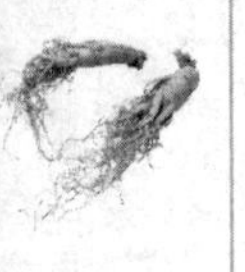
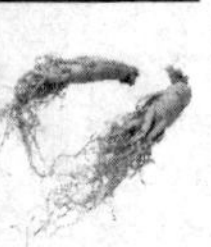

生姜 2 片，大枣 5 枚。又服 3 剂，诸症均解。

2. 神仙粥治风寒感冒

［方　剂］　糯米 100 克，葱白、生姜各 20 克，食醋 30 毫升。

［制用法］　先将糯米煮成粥，再把葱姜捣烂下粥内沸后煮 5 分钟，然后倒入醋，立即起锅。趁热服下，上床覆被以助药力。15 分钟后便觉胃中热气升腾，遍体微热而出小汗。每日早晚各 1 次，连服 4 次即愈。

［功　效］　发表解毒，驱风散寒。治外感初起周身疼痛，恶寒怕冷无汗，脉紧，其效甚佳。有人写诗赞曰："一把糯米煮成粥，7 个葱白 7 片姜，煮熟兑入半杯醋，伤风感冒保安康。"

［验　证］　刘某某，女，8 岁，于 1997 年 10 月 6 日初诊。被诊为风寒感冒，先服西药感冒通、康必得等药，疗效不佳，后服用上方连用 3 日痊愈。

［备　注］　风热感冒不宜服用。

3. 银翘合剂治风热感冒

［方　剂］　板兰根、银花、连翘各 30 克，荆芥 10 克（后下）。

［制用法］　煎成 50%浓液，每服 30～60 毫升，每日 3 次，儿童酌减。服药后多饮水。

［加　减］　咳嗽加生甘草、桔梗、杏仁各 10 克，咽喉肿痛加锦灯笼、山豆根各 10 克。

［功　效］　主治风热感冒，咽红喉痛，目赤发热或咳嗽痰黄等。

［验　证］　靳某某，男，20 岁。就诊日期；1970 年 3 月。患者发热头痛，咽喉红痛，咳嗽痰黏黄，咯不爽。舌红苔薄黄，脉浮数。予上方加味，每服 60 毫升，每日 3 次。第 2 天退热，第 4 天咳嗽咽喉红痛均解而愈。

［备　注］　风寒外感忌用。

4. 冰糖鸡蛋治感冒

［方　剂］　鸡蛋 1 个，冰糖 30 克。

［制用法］　将鸡蛋打破，同捣碎的冰糖混合调匀。临睡前用开水冲服，取微汗。

［功　效］　养阴润燥，清肺止咳。治感冒，症见流清涕、咳嗽、发冷等。

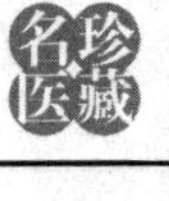

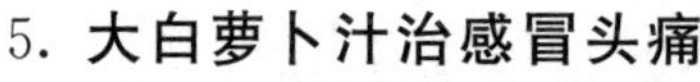

对小儿流鼻血亦有效。

［验　证］　赵某某，女，17岁，感冒后经治疗较差，遂取本方服用，一次即愈。

5. 大白萝卜汁治感冒头痛

［方　剂］　大白萝卜。

［制用法］　将大白萝卜洗净，捣烂取汁。滴入鼻内，治各种头痛；饮用治中风。

［功　效］　治感冒头痛、火热头痛、中暑头痛及中风头痛等。

［验　证］　据《新中医》介绍，本方曾治愈感冒患者23例，收效良好。

6. 萝卜甘蔗汤治发热咽痛

［方　剂］　萝卜、甘蔗各500克，金银花10克，竹叶5克，白糖适量。

［制用法］　萝卜与甘蔗切块，加水于砂锅内，下金银花、竹叶共煎，饮服时加白糖。可当茶饮，每日数次。

［功　效］　消积化热，润燥止痛。治感冒，症见发热、咽喉疼痛及鼻干等。

［验　证］　经临床治疗9例，9例全部痊愈。

7. 西瓜番茄汁治夏季感冒

［方　剂］　西瓜、番茄各适量。

［制用法］　西瓜取瓤，去子，用纱布绞挤汁液。番茄先用沸水烫，剥去皮，也用纱布绞挤汁液。二汁合并，代茶饮用。

［功　效］　清热解毒，祛暑化湿。治夏季感冒，症见发热、口渴、烦躁、小便赤热、食欲不佳、消化不良等。

［验　证］　据《卫生报》介绍，本方治疗感冒可获良效。

8. 绿豆茶饮治流感

［方　剂］　绿豆50克，绿茶5克，冰糖15克。

［制用法］　绿豆洗净，捣碎，同茶、糖放入碗内，用开水冲沏，约泡20分钟。代茶饮用。

［功　效］　清热解毒。治流行性感冒，症见咽痛、热咳。也可用于预防流感。

［验　证］　本方在广大群众中被广泛应用。

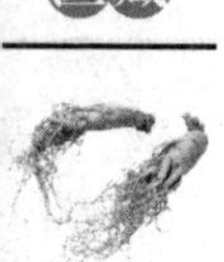
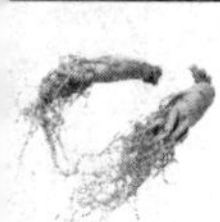

9. 青龙白虎汤治流感

［方　剂］　橄榄5枚，白萝卜200克。

［制用法］　将白萝卜洗净，切作小块，同橄榄共煮汤。日服3次，用量不限。

［功　效］　清热解毒。治流行性感冒、白喉等。

［验　证］　经临床治疗10例患者，8例痊愈，2例症状明显减轻，有效率100%。

10. 醋熏法预防流感

［方　剂］　米醋不拘量。

［制用法］　米醋加水适量，文火慢熬，在室内烧熏约1小时。

［功　效］　消毒杀菌。有预防流行性感冒、脑膜炎之功效。

［验　证］　本方系民间方，被广大人民群众广泛应用。

11. 外用治感冒方

［方　剂］　葱白、生姜各15克，食盐3克。

［制用法］　葱姜洗净，捣烂成糊，用纱布包裹。用力涂擦前胸、后背、脚心、手心、腘窝、肘窝，擦后安卧。

［功　效］　清热，发表，通阳，解毒。治感冒。

［验　证］　本方系民间方，被广大人民群众广泛应用。

二、头　痛

头痛是临床上常见的一种自觉症状，指整个或局部头部出现疼痛的感觉，可以出现于多种急慢性疾病之中。引起头痛的原因虽然很多，但不外乎外感和内伤两大类。至于外伤跌仆，以及久病入络也容易引起头痛。头痛可见于现代医学内、外、神经、精神、五官等各科疾病中。

1. 头痛塞鼻散治疗偏头痛

［方　剂］　川芎、白芷、炙远志各50克，冰片7克。共研细末，瓶装密贮勿泄气。

［制用法］　以消毒纱布一小块，包少许药末，塞入鼻孔，右侧头痛塞左鼻，左侧头痛塞右鼻。

［疗　效］　以本方治疗偏头痛百余例，疗效满意。一般塞鼻3～5分钟后，

头痛即逐渐消失。有的塞鼻得嚏后，自觉七窍通畅而痛止。复发时再用仍有效。

［验　证］　顾某某，女，43 岁。患偏头痛年余，每月发作 1～2 次，每次持续 3～4 天。发作时不能坚持工作，因畏服煎药，单纯给予头痛塞鼻散一瓶，每次取少许以绢包裹塞鼻，塞后即可止痛。痛发时再塞又可取效，连塞 2 天即完全痛止。半年余未再复发。

2. 龙骨汤治偏头痛

［方　剂］　白芍、夜交藤各 50 克，龙骨 30 克（先煎），蔓荆子、炒酸枣仁各 20 克，菊花、郁金、僵蚕各 10 克，栀子、红花、生石膏各 15 克。

［制用法］　将上药水煎，每日 1 剂，分 2～3 次口服。5 剂为 1 个疗程。

［验　证］　用本方治疗偏头痛患者 38 例，经用药 1～2 个疗程，其中，治愈者 35 例；显效者 2 例；无效者 1 例。

3. 鲤鱼头治头痛

［方　剂］　黑鲤鱼头、红糖适量。

［制用法］　取活黑鲤鱼切下头，待水沸后放入煎煮至极烂，加入红糖。头痛发作时尽量服用。

［功　效］　通经络，散风寒。用治头风。

［验　证］　据《浙江中医》1985 年 12 期介绍：付某，17 岁，每天 8～9 时，眉棱骨开始疼痛。痛时狂叫，眼睛凸出，面色红，嘴角抽动，鼻尖发酸。曾经针灸、中西医治疗无效。后以此方治之，服后，其病若失，至今 1 年未见复发。

4. 二白汤治血管神经性头痛

［方　剂］　白芍 30 克，蝉衣、白芷各 12 克，葛根 15 克，桂枝 6 克、细辛 3 克，川芎、蔓荆子各 10 克，生甘草 8 克。

［制用法］　将上药水煎，每日 1 剂，分 3 次口服。

［验　证］　用本方治疗血管神经性头痛患者 53 例，经用药 3～8 剂后，其中治愈者 45 例；有效者 6 例；无效者 2 例。

5. 萝卜冰片治偏头痛

偏头痛多见于女性，常于青春期起病，呈周期性发作。在发作前常先有嗜

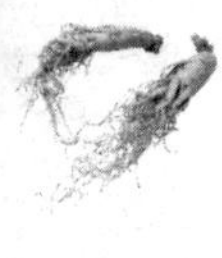

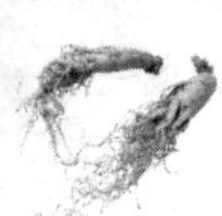

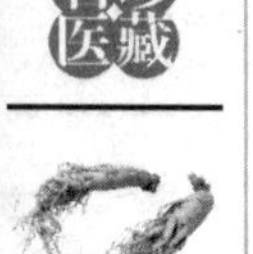

睡、倦怠、忧郁感，并可能在眼前出现闪光、暗点、偏盲以及局限性感觉运动障碍（如肢体麻木、失语）。头痛为搏动性钻痛、钝痛或刺痛。头痛发作持续数小时或数日后逐渐减轻，常在入睡后缓解。

［方　剂］　萝卜（选用辣者佳），冰片少许。

［制用法］　萝卜洗净，捣烂取汁，加冰片溶化后，令患者仰卧，缓缓注入鼻孔，左痛注右，右痛注左。

［疗　效］　治偏头痛。

［验　证］　屡用效佳。

［备　注］　美国底特律亨利·福特医学博士说："偏头痛的原因是脑部与血管系统受到侵犯的反应。"而镁对维持血管和神经的正常运行极为重要。研究发 正常人与患偏头痛的人，脑部含镁的程度，有显著不同，当补充镁后，可不同程度缓解偏头痛。因此，日常生活中常吃些含镁丰富的小米、玉米、黄豆、海带、瘦肉、萝卜及绿色蔬菜，有助于防治偏头痛。

6. 偏头痛粉治偏头痛

［方　剂］　附子、干姜、桂枝、细辛、石膏、龙胆草、黄芩、大黄、党参、黄芪、白术、淮山药、当归、熟地、羌活、防风、柴胡、山萸肉、五味子、天南星、半夏、川芎、白芷、牡蛎、磁石、全蝎、威灵仙、蜈蚣、地龙、桃仁、茯苓、枣仁。

［制用法］　药味、剂量均随症加减，烘干，研末备用。每天20克，分2～3次，温开水送，连服10天为1疗程。服后有效，可连服2～3个疗程。

［疗　效］　本方祛风攻下，益气活血，寒温相合，刚燥柔润互济，掺入苦寒有大毒、清热止痛效果较佳的马钱子，总的药性偏寒凉，阳虚者不宜用。本方所治排除高血压、鼻窦炎、肿瘤所致头痛，多为血管神经性头痛呈中、重度者，病史均在1年以上。

［验　证］　治疗结果：近期治愈21例，显效8例，有效10例，无效10例。病例：朱某某，男，35岁，1986年7月9日诊。头右半侧痛4年余，每月必发3～4次，每次2～3天，每天痛1～2次，每次1小时左右，呈针刺样，伴恶心、呕吐酸苦水，疼痛部无冷感，服西药无效。血压、眼底检查正常。诊为血管神经性头痛。予偏头痛粉200克，分10天服完，仅服1疗程，随访至今

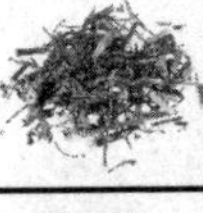
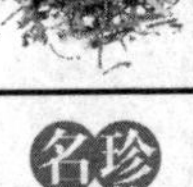

无复发。

［备　注］　本方集寒热温凉、气血阴阳、升降攻补于一方，乃为大杂烩，有违理法方药规范，但临床效果不错，真所谓理未明而效可见。

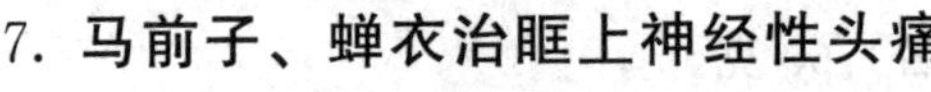

7. 马前子、蝉衣治眶上神经性头痛

［方　剂］　生马前子0.9克，蝉衣9克，黄酒120ml。

［制用法］　将生马前子放在麻油灯上烘透至炭黑色，不能存性，捏之成灰为度，与蝉衣共研细末。用时，以黄酒冲服，每日1剂。

［验　证］　用上药治疗眶上神经性头痛（俗称眉棱骨痛）患者13例，其中，服1剂治愈者11例；服2剂治愈者2例。

8. 川芎、丹参等治血管神经性头痛

［方　剂］　川芎、丹参各20～30克，白芍30～50克，石决明（先煎）50～60克，全蝎（冲服）3～6克，细辛3克，白芷10～15克。

［制用法］　将上药水煎，每日1剂，分3次口服。

［验　证］　用本方治疗血管神经性头痛患者38例，经用药2～6剂后，其中，治愈者32例；显效者4例；无效者2例。

9. 四白丹参汤治偏头痛

［方　剂］　丹参、白芍各40克，白菊花、白蒺藜、蝉蜕、防风、白芷、白芥子各15克，延胡索、羌活、地龙、生甘草各10克。

［制用法］　每日1剂，水煎分2～3次口服。

［验　证］　用本方治疗偏头痛患者56例，其中，治愈者50例，好转者2例；有效者4例。

10. 三白汤治偏头痛

［方　剂］　川芎30克，白芷、白芍各15克，白芥子9克，香附6克，柴胡、郁李仁、甘草各3克。

［制用法］　将上药水煎2次，分2次温服，每日1剂。

［验　证］　用上药治疗偏头痛患者24例，一般都在服药2～5剂后头痛减轻。少则1～2剂，多则7～8剂，均能达到缓痛、止痛效果。另有人用本方治疗偏头痛患者7例，亦获痊愈。

11. 川芎白芷等治偏头痛

［方　剂］　川芎、白芷、炙远志各50克，冰片7克。

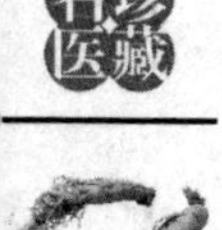
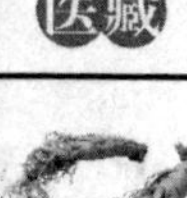

[制用法]　将上药共研为极细末，装入瓶内备用，宜盖紧勿泄气。用时，以绸布或的棉布一小块，包少许药末，塞入鼻孔，右侧头痛塞左鼻，左侧头痛塞右鼻。

12. 神经性头痛治方

[处　方]　带壳生白果（即银杏）60克。

[制用法]　将上药捣裂入砂锅内加水500毫升，文火煎至300毫升，分2次服，本方可连煎3次，服3日。

13. 全席汤治血管神经性头痛

[方　剂]　黄芪30克，全当归20克，川芎、天麻、乳香、没药、蒺藜、各10克，蜈蚣3条，细辛3克，全蝎5克，生甘草6克。

[制用法]　将上药水煎，每日1剂，分2～3次口服。

三、咳　嗽

咳嗽此为肺部疾患的主要证候，可见于多种疾病中。正如《黄帝内经》里说："五脏六腑皆令人咳，非独肺也"。也就是说，咳嗽虽然主要是肺经的病，但与其他脏腑都有关系。临床上常用的治疗咳嗽的较为有效的偏方、秘方主要如下：

1. 花生枣蜜汤止咳化痰

[方　剂]　花生米、大枣、蜂蜜各30克。

[制用法]　用水共煎极烂。饮汤，日服2次。

[功　效]　止嗽化痰。用治咳嗽、痰饮（形体消瘦、肠鸣、胸胁胀满、目眩气短）。

2. 姜汁蜂蜜妙治咳嗽

[方　剂]　生姜、蜂蜜。

[制用法]　取生姜30～50克，捣烂取汁为1份，再取蜂蜜4份，即为1天成人量（儿童酌减）。按此比例混匀于碗中，再置锅内隔水蒸约10分钟，早晚2次分服，连用2天。风寒或虚寒咳嗽，咳稀白痰或少痰，咽喉发痒，或咳嗽夜甚，无论新久咳，凡见上症者均可用之。

[功　效]　散寒补中，化痰止咳。

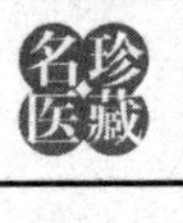

[验　证]　郑某，22岁，打字员。头痛鼻塞流清涕，咳嗽、咳少量白稀痰，咽痒数天。检查仅见咽部轻微充血，余无特殊。经对症处理，诸症减，惟咳嗽咯痰加重，入夜更甚，用多种抗生素、止咳药治疗罔效。后改用上法，当晚睡前服1次，即见咳嗽顿减，夜寐安宁。次日再服1次，咳止痰消。

3. 白萝卜子治痰饮凝结

[方　剂]　白萝卜子（莱菔子）生熟各15克，生赭石末9克。

[制用法]　先将白萝卜子捣碎煮汤一大碗，送服生赭石细末，半小时后，再用此方1次。

[功　效]　消积化痰。用治痰饮凝结症。

[验　证]　据《医学衷中参西录》介绍，一青年素多痰饮，受外感后痰涎凝结于上脘，阻膈饮食不下。用此方后，即觉上脘顿开，可进饮食。据《时氏处方学》介绍，单用莱菔子煎汤化停痰宿饮，大有功效。将莱菔子研末开水冲服，多饮热水，以指探吐，痰浊宿饮亦能吐出，与煎汤功效相同。

4. 白萝卜蜂蜜治风寒咳嗽

[方　剂]　大白萝卜1个，蜂蜜30克，白胡椒5粒，麻黄2克。

[制用法]　将萝卜洗净，切片，放入碗内，倒入蜂蜜及白胡椒、麻黄等共蒸半小时。趁热顿服，卧床见汗即愈。

[功　效]　发汗散寒，止咳化痰。治风寒咳嗽。

[验　证]　屡用效佳

5. 萝卜葱白治风寒咳嗽

[方　剂]　萝卜1个，葱白6根，生姜15克。

[制用法]　用水3碗先将萝卜煮熟，再放葱白、姜，煮剩1碗汤，连渣1次服。

[功　效]　宣肺解表，化痰止咳。治风寒咳嗽，痰多泡沫，伴畏寒、身倦酸痛等。

[验　证]　贾某某，久咳不止，用多种药方，效果不佳，后服上方，连用5日全好。

6. 糖水冲鸡蛋补虚止咳

[方　剂]　白糖50克，鸡蛋1个，鲜姜适量。

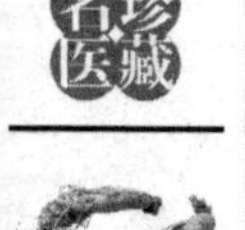
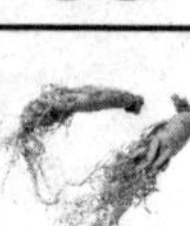

[制用法] 先将鸡蛋打入碗中，搅匀。白糖加水半碗煮沸，趁热冲蛋，搅和，再倒入已绞取的姜汁，调匀。每日早晚各服1次。

[功　效] 补虚损。治久咳不愈。

[验　证] 本方在广大农村被广泛应用。

7. **蜜枣扒山药治肺虚久咳**

[方　剂] 山药1000克，蜜枣10个，板油丁100克，白糖350克，桂花汁、湿淀粉、熟猪油少许。

[制用法] ①山药洗净，放入锅内，加清水淹没山药为度，用旺火煮，待山药较烂时捞起，去皮，用刀剖成6厘米长、3厘米宽的长方形，拍扁。蜜枣一剖两半去核待用。②半大汤碗内涂抹上熟猪油，碗底排上蜜枣再排上一层山药，夹一层糖、板油丁，逐层放至碗口，撒上糖，扣上盖盘，上笼蒸1小时左右，然后取下，翻身入盘。③炒锅上火，滤入盘内汤汁，放清水100克、白糖150克和少许桂花汁烧沸，用水淀粉勾芡，起锅浇在山药上即成。

[功　效] 补肾润肺。治肺虚久咳，脾虚腹泻、神疲体倦、四肢无力，久食补肾强身。

[验　证] 经临床治疗21例，13例显效，6例有效，2例无效，总有效率96.8%。

8. **大蒜泥镇咳止嗽**

[方　剂] 紫皮大蒜1头。

[制用法] 蒜去皮，捣成烂泥。每晚睡前洗足后，敷于两足底涌穴处（足底必须先涂上凡士林），上面盖一层纱布，足心有较强刺激感时可揭去。如足底无不适感，可连敷3～5次。

[功　效] 解毒，镇咳。用治风寒咳嗽、燥咳以及小儿百日咳。

[验　证] 据《新中医》介绍，本方疗效甚佳，值得推广应用。

9. **款冬花治咳嗽**

[方　剂] 款冬花9克，冰糖9克。

[制用法] 泡开水，时时服之。

[功　效] 此方出自清代《种福堂公选良方》，雷平著的《时病论》中也曾提及。方中款冬花一般用蜜炙，冰糖有地区亦称晶糖。本方

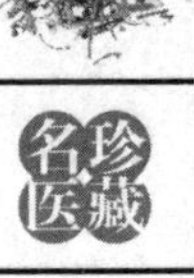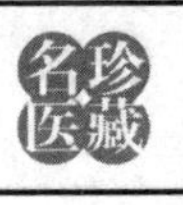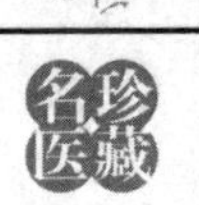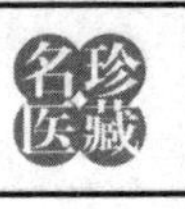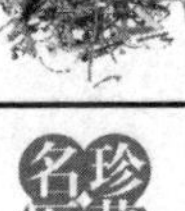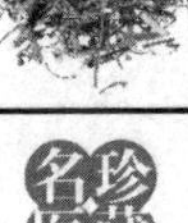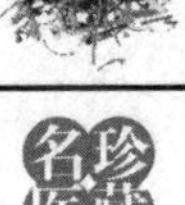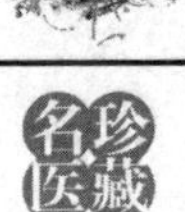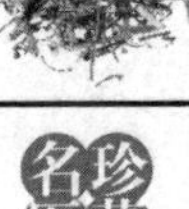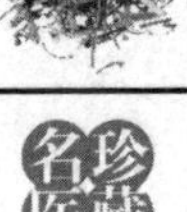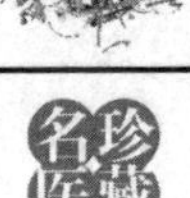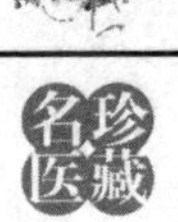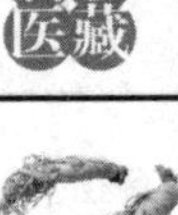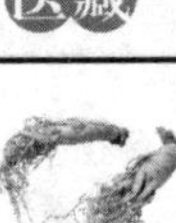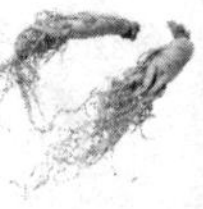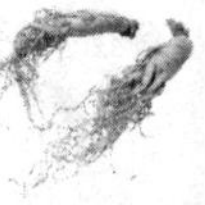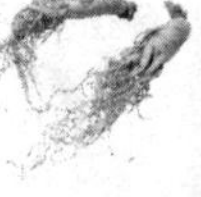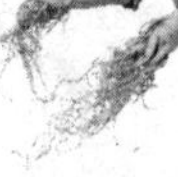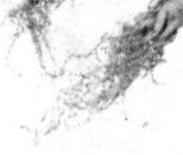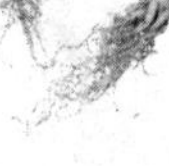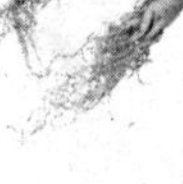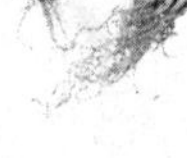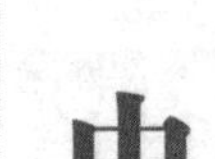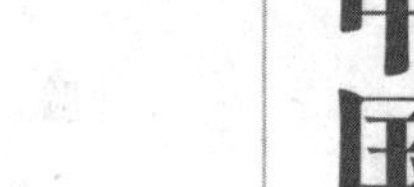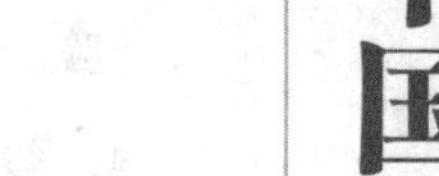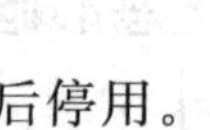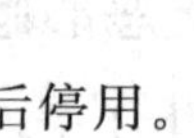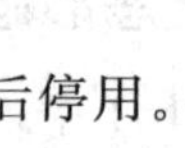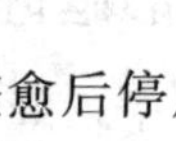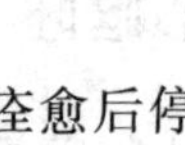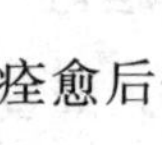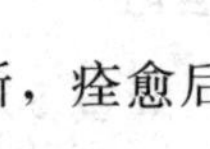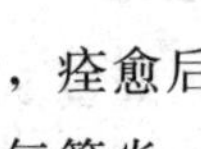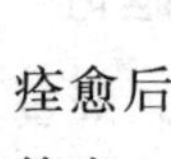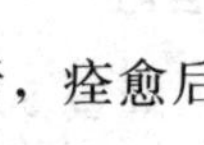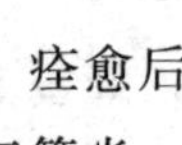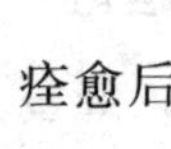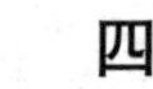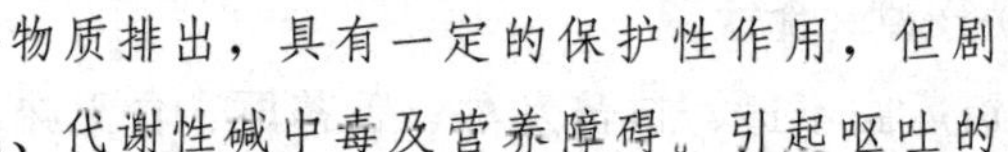

适应大人咳嗽及小儿吼咳。

［验　证］　肖某某，女，3 岁，患了支气管炎，常因感冒而发，痰鸣吼咳，夜不安寐。家长在翻看医药杂志时发现此方，其方仅用款冬花、冰糖 2 味，味甘不苦，正适小儿服用，遂用此法，竟 1 剂止咳，3 剂而愈。后也多次用此方治疗咳嗽患者，均获速效。

［备　注］　方中加入紫菀，碧桃干 2 味（量与款冬花同）则疗效更佳。

10. 玉米须橘皮治咳嗽

［方　剂］　玉米须、橘皮各适量。

［制用法］　共加水煎，日服 2 次。

［功　效］　止咳化痰。治风寒咳嗽、痰多。

［验　证］　屡用效佳。

11. 久食花生米止咳化痰

［方　剂］　花生米 60 克。

［制用法］　炒或煮熟。每日吃，不间断，痊愈后停用。

［功　效］　润肺，化痰。治老年慢性支气管炎。

［验　证］　屡用效佳。

四、呕　　吐

呕吐是胃内容物经口吐出体外的一种复杂的反射性动作。此种动作可将有害物质排出，具有一定的保护性作用，但剧烈持久的呕吐可以引起水电解质紊乱、代谢性碱中毒及营养障碍。引起呕吐的原因很多，一般以胃肠道疾病引起的为多见，其他如脑炎、脑肿瘤、尿毒症、妊娠等都可引起。

1. 白胡椒治宿食呕吐

［方　剂］　白胡椒、生姜、紫苏各 5 克。

［制用法］　水煎服，每日 2 次。

［功　效］　健胃止呕。用治食荤腥宿食不消化引起的呕吐及腹痛。

［验　证］　李某某，男，34 岁，因进宿食后呕吐不止，经人介绍，服用本方后呕吐立止。

2. 甘蔗姜汁治吐食干呕

［方　剂］　甘蔗汁半杯，鲜姜汁 1 汤匙。

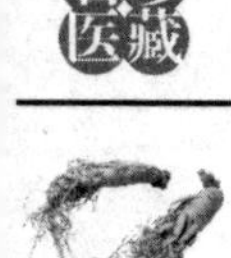
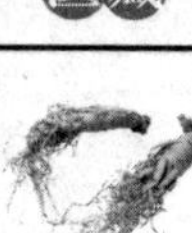

[制用法]　甘蔗汁是将甘蔗剥去皮，捣烂取的汁液。姜汁制法与此同。将两汁和匀稍温服饮，每日2次。

[功　效]　清热解毒、和胃止呕。治胃癌初期、妊娠反应、慢性胃病等引起的反胃吐食或干呕不止。

[验　证]　经治19例，18例痊愈，1例好转。

3. 白胡椒半夏治呕吐

[方　剂]　白胡椒、制半夏、鲜姜等份。

[制用法]　前两味共研细末。鲜姜煎汤。以姜汤和面同白胡椒末、半夏末调匀并捏成大丸粒。每服30～40丸，用姜汤送下，每日2次。

[功　效]　暖肠胃。用治呕吐（包括胃炎，幽门肥厚、狭窄，胃癌初期等的呕吐）。

[验　证]　经多方验证，疗效良好。

4. 萝卜蜂蜜止恶心呕吐

[方　剂]　萝卜1个，蜂蜜50克。

[制用法]　将萝卜洗净切丝捣烂成泥，拌上蜂蜜。分2次吃完。

[功　效]　健脾，和中，养胃。用治恶心呕吐。

[验　证]　据《老年报》介绍效果理想。

5. 豆腐白汤开胃止呕

[方　剂]　豆腐2块，盐适量，味精少许。

[制用法]　水开后下料，煮20分钟。食饮。

[功　效]　凉胃，止呕。用治饭后腹不适、口苦发黏、舌苔厚、食无味或反酸嗳气，以及水土不服而引起的恶心呕吐等。

[验　证]　据《家庭医生》杂志介绍效果良好。

6. 韭菜根捣汁治呕吐反胃

[方　剂]　韭菜根。

[制用法]　洗净，捣烂绞取汁约一小酒杯。用少许开水冲服。

[功　效]　健胃止呕。用治呕吐、恶心。

[验　证]　据《新中医》介绍疗效值得推广。

7. 溜猪大肠治噎膈反胃

[方　剂]　猪大肠1挂，香油、黄酱、姜丝各适量。

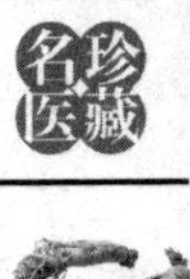

［制用法］ 将猪大肠用盐水抓洗，翻过来把肠内污物冲洗净，然后再翻过来用清水漂洗干净，用线将肠两端扎紧，放锅内加水煮熟。熟后切成小段，加香油、黄酱、姜丝溜炒，佐大米软饭吃，但不宜吃过饱。可连续吃 5 挂。用此方忌食生冷、辣酸、干硬食物，忌生气，忌饮酒。

［功　效］ 宽膈利胃。治噎膈、呃逆、呕吐、饮食不进。

［验　证］ 屡用效佳。

8. 柿饼治胃寒呕吐清水

［方　剂］ 柿饼（带蒂）5 个。

［制用法］ 将柿饼在饭前蒸熟后食。

［功　效］ 清热，降逆。治胃寒呕吐、反胃。

［验　证］ 韩某，男，35 岁，患胃寒呕吐症，用上方，症状消失。

五、眩　晕

眩是目眩，即眼花或眼前发黑，视物模糊；晕是头晕，即感觉自身或外界景物旋转，站立不稳，因二者同时并见，故统称为“眩晕”。究其原因有四。

一是外邪袭人，邪气循经脉上扰巅顶，清窍被扰，可发生眩晕。

二是脏腑功能失调，或肾精亏耗，不能生髓，髓海不足，发生眩晕；或是肝阳上亢，上扰清窍，发生眩晕；或是脾胃不足，气血亏虚脑失所养。

三是痰湿中阻，痰湿上犯，蒙蔽清阳而发眩晕。

四是瘀血内阻，清窍受扰，而生眩晕。

根据上述情况，宜选用下列偏方、验方治疗。

1. 防眩汤治眩晕

［方　剂］ 党参、法半夏各 9 克，当归、熟地、白芍、白术各 30 克，川芎、山萸肉各 15 克，陈皮 3 克，天麻 9 克。

［制用法］ 水煎服，每日 1 剂。

［功　效］ 此方出自经方家曹颖甫先生治眩晕证所录，用之临证，每每有效，曰为治虚证眩晕好方。临证加减，治疗以眩晕为主症的高血压、低血压、脑动脉硬化、梅尼埃综合征等症，可收意想不到之效。

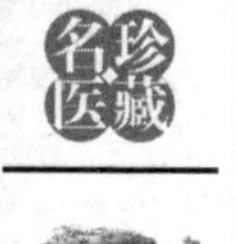
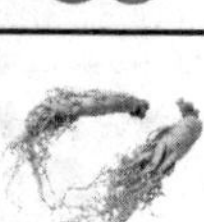
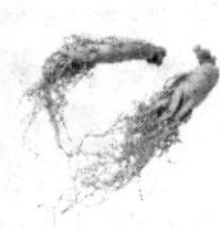

［验　证］　何某某，家庭妇女，58 岁。于 1988 年 4 月 24 日上午 10 时，突觉天昏地转，树摇欲倒，呕吐频繁，家人急邀余往诊。投以防眩汤。处方：党参、天麻、法半夏各 9 克，当归、白芍、熟地、白术各 30 克，川芎、山萸肉各 10 克，陈皮 3 克。3 剂。服 1 剂后，眩晕明显好转，嘱原方再服 3 剂，安然痊愈。

2. 柳枝粉治眩晕症

［方　剂］　柳树枝。

［制用法］　取柳树枝晒干研末备用（最好在清明前后数日采取，阴干，存过冬）。用时，根据辨证选一、二味中药煎汁冲服 10 克柳树枝粉；若辨为火证，取夏枯草 15 克；风证，取钩藤 30 克；痰证，取制半夏 12 克；瘀证，取丹参 15 克；气虚取太子参 30 克；血虚取当归 12 克；阴虚取女贞子、旱莲草各 15 克；阳虚取仙灵脾、仙茅各 15 克），每天 1 次。

［功　效］　疗效经治 25 例，以头部眩晕为主症，兼呕吐、头痛、胸闷、气急等；其中肝风内动 10 例，肝火上炎 4 例，痰湿上蒙 4 例，瘀血阻滞 2 例，阴虚 3 例，气虚 1 例，均经他法治疗末效者。用上法治疗后全部治愈，见效最快为 2 天，慢为 7 天。药后未见不良反应。

［验　证］　赵某某，男，46 岁，教师。因眩晕卧床不起已 1 个月余，伴恶心、头痛、失眠、易怒，舌苔薄白腻，脉弦滑。曾诊为梅尼埃综合征，经用他药，效果不显。中医辨为痰湿上蒙，用半夏煎汁冲柳枝粉服，2 次见效，5 次获愈。

［备　注］　按柳枝入药，早有文献记载，《本草纲目》谓“煎服，治黄疸，白浊；酒煮，熨诸痛肿，去风，止痛，消肿”。经现代药理研究，证实含有水杨酸甙等成份；国内近年来亦有用柳枝治冠心病、慢性气管炎、传染性肝炎、烧烫伤等有效。至于治眩晕，是否系水杨酸甙等成份促使血管微循环改善，尚待进一步研究。

3. 大建中汤治眩晕

［方　剂］　人参、干姜、蜀椒、饴糖。

［制用法］　治眩晕症加法夏 6 克、白术 9 克。

［功　效］　此方出自《金匮要略·腹满寒疝宿食病》篇，是建中补虚名

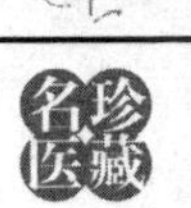

方。笔者运用此方注重“胸中大寒痛”等立方主证，为本方辨证要点，治疗嗜睡、眩晕各1例，均收满意疗效。

［验　证］ 陈某，病近半年，经中西药治疗效微，而求治于余。表现为眩晕，如坐舟车，腹痛不食，恶心欲吐，手足不温，面色苍白，舌淡胖嫩、苔白滑，脉沉迟。如法治疗，3剂显效，7剂痊愈。随访至今未复发。

4. 镇眩汤治疗眩晕症

［方　剂］ 川芎、白芍各10～16克，当归、生地、桂枝各10～12克，白茯苓12～18克，白术、甘草各10克，生龙骨、生牡蛎各30～60克。

［制用法］ 每天1剂，水煎2次，每次煎取200～300毫升，早晚各服1次，15天为1疗程。

［疗　效］ 治眩晕症有良效。

［验　证］ 严某某，女，61岁，干部，1988年7月14日入院。主诉阵发性头晕2月余，加重10天。西医诊为高血压病。患者1988年4月下旬始出现阵发性头晕，未作诊治。症状每于休息不好，情绪波动而加重，近10天头晕明显，伴汗出少寐、胸闷心慌、例稀溺清。查血压18.7/13.3千帕，形体肥胖，面色红，舌暗红、苔薄白，脉弦细。头颅CT检查未见异常，X线胸部摄片示：左心稍丰满，心电图检查：左室高电压。投镇眩汤加丹参30克，钩藤20克，麦冬、菊花各15克，泽泻12克。连服10剂，头晕、易怒、少寐症状减轻，血压18.7/12.0千帕，继服原方15剂，症状消失，血压正常，带药7剂出院。

5. 捍神汤治眩晕

［方　剂］ 生石决明（先下）21～45克，生牡蛎15～30克，生地、生白芍、夜交藤各9～15克，白蒺藜9～12克，酸枣仁9～18克，合欢花6～12克，远志、黄芩各6～9克，番附6克。

［加　减］ 肝血虚目昏、面色萎黄者重用白芍，加当归、何首乌、阿胶。肝阳上扰而致头晕目眩者重用生牡蛎，加生赭石、天麻。肝风内动而致筋惕肉瞤者加菊花、钩藤、僵蚕。肝火上炎而致头痛目赤者加龙胆草、芦荟、青黛。肾阴不足腰膝软、五心烦热者

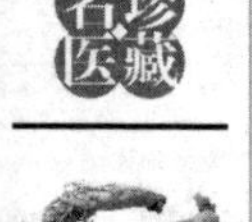
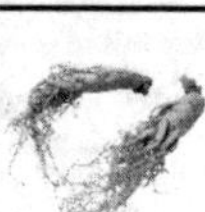

重用生地，加山萸肉、天冬、女贞子、龟板胶、当归；兼见肾阳不足者去白蒺藜、远志，加肉桂、附片、肉苁蓉，同时注意阴中求阳，配熟地、龟板、桑椹、枸杞子。

［制用法］ 水煎服，每日1剂。

［功　效］ 治眩晕奇效。

［验　证］ 高某，男，73岁，于1982年8月4日诊。眩晕目花2月余，耳鸣耳聋，视物不清如在雾中，头部有气窜之感，二便正常。舌根部苔黄厚，脉沉滑。此属阴虚阳亢，风痰上扰，治当益阴潜阳，驱风化痰。捣神汤加减：生石决明（先煎）40克，生地15克，钩藤20克，橘红、石斛、茯苓各12克，草决明、谷精草、半夏、菊花、白蒺藜，地骨皮、夜明砂、蔓荆子各10克。水煎服。服42剂痊愈。

［备　注］ 凡阴虚火旺而致的头痛、眩晕、失眠、抑郁、烦躁、汗多、易怒、心悸、胁痛等均可用此方治疗。

六、腹　泻

腹泻，俗称“拉肚子”，多由肠道疾患引起。中医称之为“泄泻”。分急、慢性两种。急性者系指急起发病、历时短暂的排便次数频繁，粪便稀薄，或含有脓血黏液的腹泻；慢性者则是指大便次数增多，大便不成形，稀薄或有脓、血、黏液相杂，间歇或持续历时2个月以上。

1. 烤馒头治胃酸腹泻

［方　剂］ 馒头1个。

［制用法］ 将馒头置于烤架上，放在炉上慢烤，烤至焦黄色，只吃馒头的焦外皮。早晚各吃1次。

［功　效］ 用治胃酸多、消化不良的腹泻。其道理和某些胃肠道疾病患者服用活性炭相同。

［验　证］ 《家庭保健》杂志介绍疗效理想。

2. 焦米粥益脾胃止泄泻

［方　剂］ 白粳米100克。

［制用法］ 将米炒焦，加水煮作粥。可任意食用。

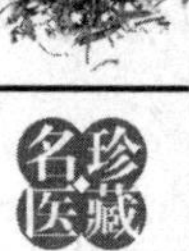
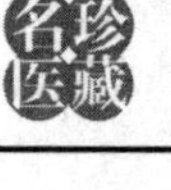
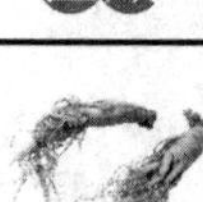
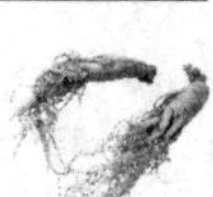
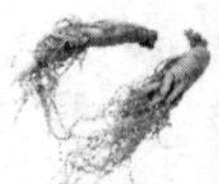
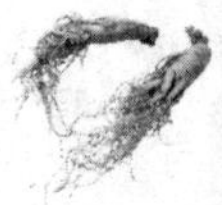
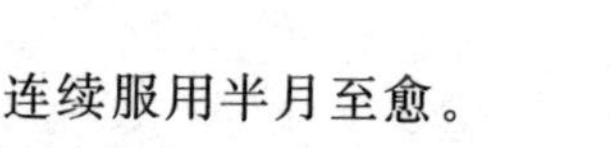
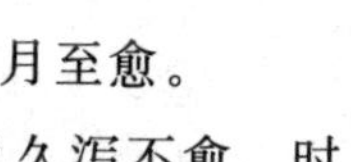
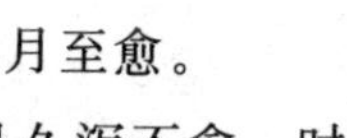
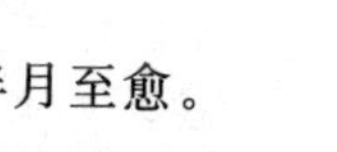
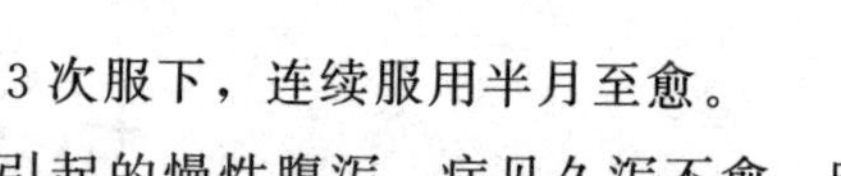
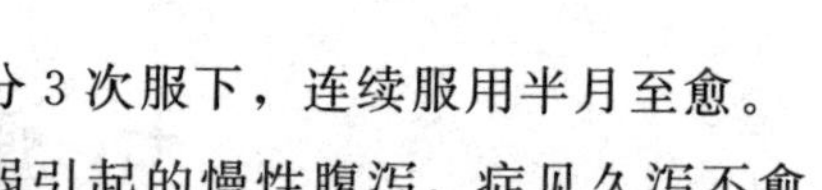
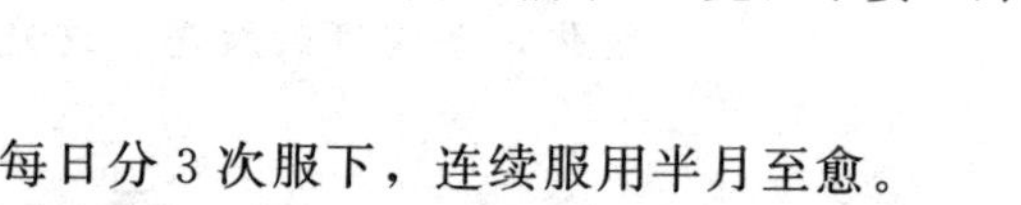
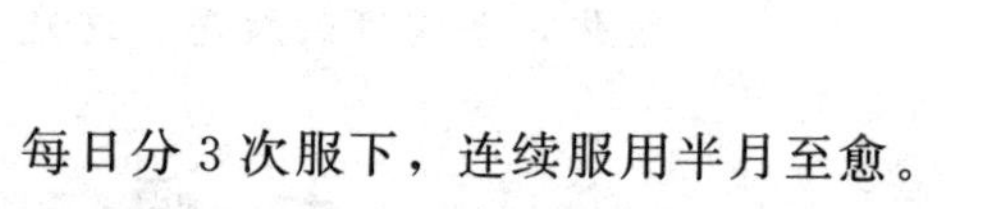
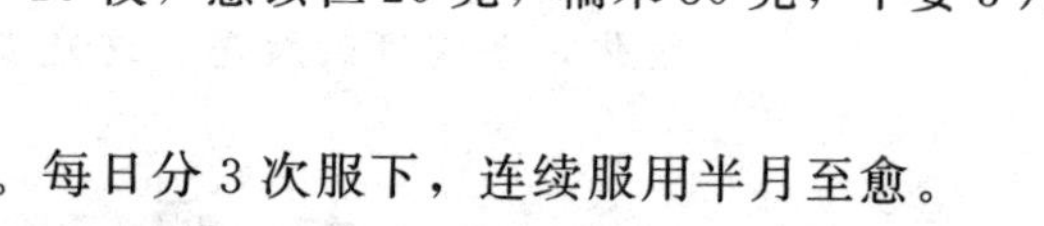
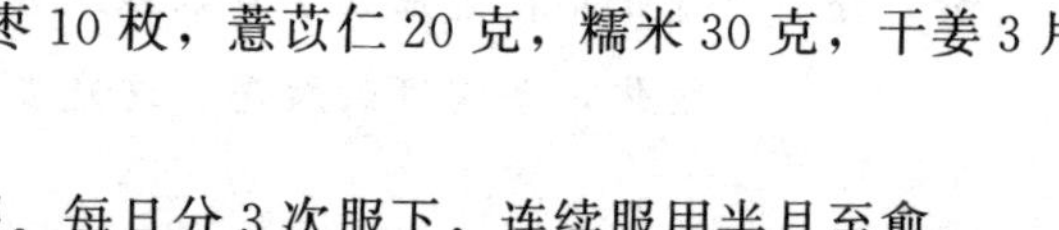
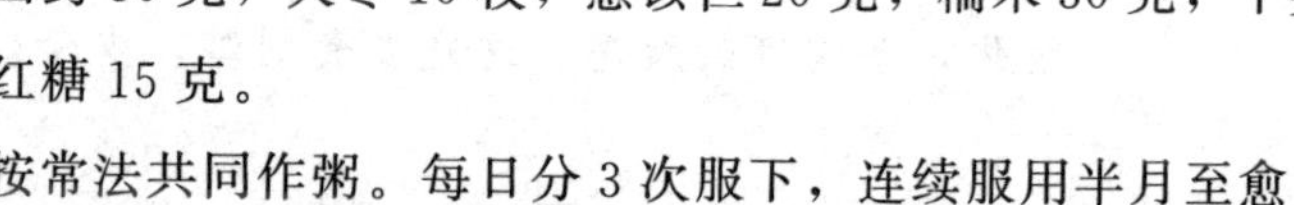

［功　效］　用治脾虚泄泻，水泻或稀便日达数次且不思饮食。

［验　证］　据《家庭医学》杂志推荐该方，读者反映效果理想。

［备　注］　白粳米饭锅粑（焦饭）再炒成炭，研细，每服 5 克，温水送服，亦有上述功效。

3. 山药大枣粥治慢性腹泻

［方　剂］　山药 30 克，大枣 10 枚，薏苡仁 20 克，糯米 30 克，干姜 3 片，红糖 15 克。

［制用法］　按常法共同作粥。每日分 3 次服下，连续服用半月至愈。

［功　效］　补益脾胃。用治脾胃虚弱引起的慢性腹泻，症见久泻不愈、时发时止、大便溏稀、四肢乏力。

［验　证］　张某某，男，35 岁，患病多年不愈经服上方好转，坚持治疗后痊愈。

4. 莱菔山楂粥治急性腹泻

［方　剂］　莱菔子 15 克，山楂 20 克，生姜 3 片，红糖 15 克，大米 250 克。

［制用法］　先将莱菔子、山楂、姜片加水适量煎煮 40 分钟，去渣取其汁液，放入淘洗净的大米煮作粥，临熟时下红糖调味。1 天内分 3 次服下，可连服 5 天。

［功　效］　用治因饮食不节所致的急性腹泻。

［验　证］　王某，男 33 岁，患急性腹泻，用上方治愈。

5. 炮姜粥治腹泻

［方　剂］　炮姜 6 克，白术 15 克，花椒和大料少许，糯米 30 克。

［制用法］　上述前 4 味共装在纱布包里，先煮 20 分钟，然后下糯米煮作粥。每日分 3 次服食，连服 1～2 周。

［功　效］　用于因受寒湿而引致的腹泻，症见大便清稀如水、脘腹胀满、四肢无力。

［验　证］　《老年报》介绍，效果极佳。

6. 焦黄米糕消宿食止腹泻

［方　剂］　黄米。

［制用法］　将黄米碾成面，按常法蒸成黄米糕，晾凉，切成一指厚的薄

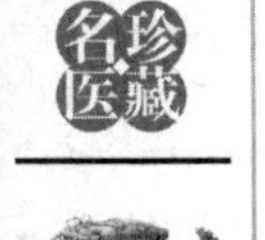

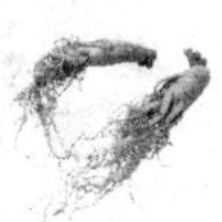

片，放在将尽的灰火中煨焦黄，取出研面。每日2次，每次15克，开水送下，连服2～3日有效。

［功　效］　对肠胃功能薄弱。饮食稍有不当即致腹痛作泻的患者有较好的疗效。

［验　证］　焦某，男，32岁，患腹泻用上方，泻止。

［备　注］　消化不良者应少食黄米糕或以不食为佳。因为糕性黏腻，难于消化，多吃可致腹泻。这是多食则泻，少食则补的功效。

七、便　　秘

便秘指大便干结、排出困难、排便间隔时间延长，通常两三天不大便，或有便意，但排便困难者。本病发生原因常有燥热内结、气虚传送无力、或阴虚血少等。临床常用的有效的偏方主要如下。

1. 黑芝麻治便秘

［方　剂］　黑芝麻500克，糯米250克。

［制用法］　先将黑芝麻炒熟，糯米炒至黄色，混合研成粉末。然后对药粉1汤匙，加白蜜半汤匙，于空腹时用开水冲服。每天1次，连服1月。

［功　效］　用于大便燥结（习惯性便秘）、产后及热性病后期便秘，一般坚持服用1月可愈。

［验　证］　笔者验证于临床，经治7例，确有实效，兹附典型病例如下。病例：李某某，男，52岁，1990年9月4日就诊。主诉：大便干燥，难以解出2年余，屡服中西药效果不佳。证见面色苍白，眩晕心悸，舌淡苔白，脉细。即用《新中医》介绍便秘验方治之，服用20天，大便正常，症状消失。

［备　注］　引自《新中医》。

2. 香蕉蘸黑芝麻治大便秘结

［方　剂］　香蕉500克，黑芝麻25克。

［制用法］　用香蕉蘸炒半熟的黑芝麻嚼吃。每天分3次吃完。

［功　效］　润肠通便。

［验　证］　据《医学之窗》杂志介绍该方效果甚好。

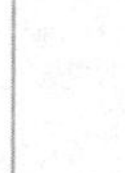
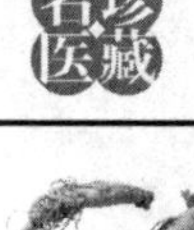
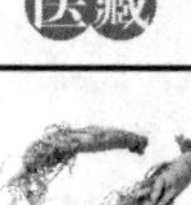
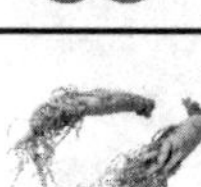
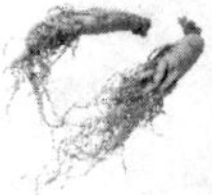
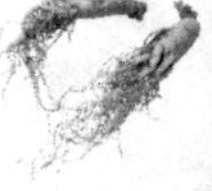
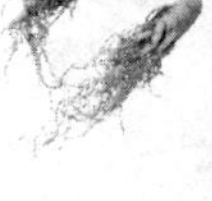
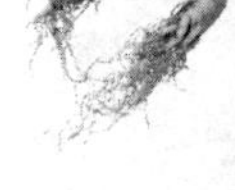
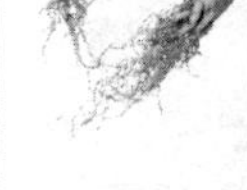
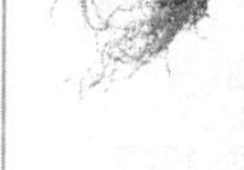
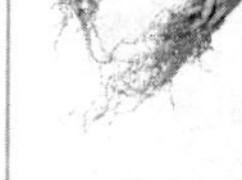
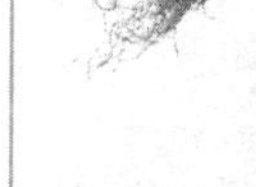

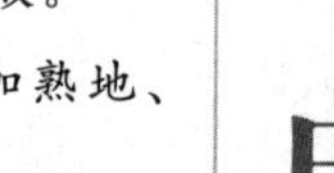
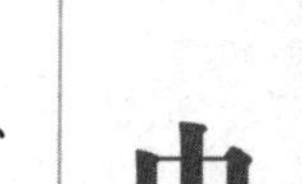
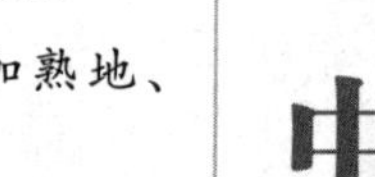
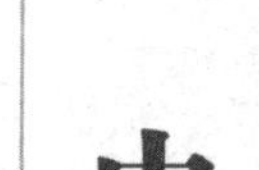
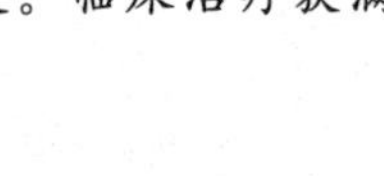
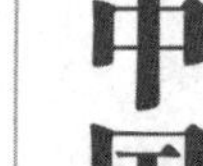
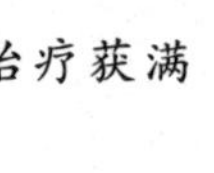
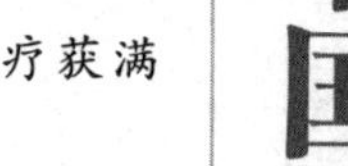
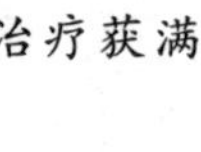

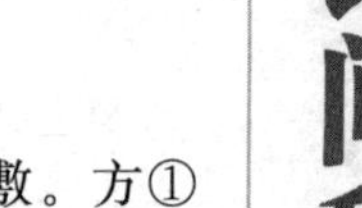
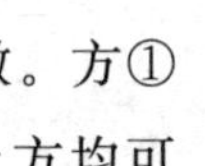
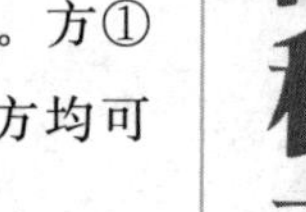
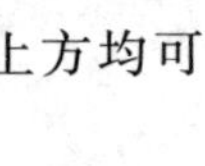
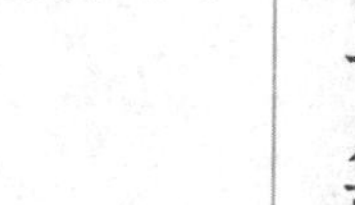

［备　注］　患有高血压病的人，可经常吃。

3. 生花生仁治便秘

［方　剂］　生花生仁 30 克（1 次量）。

［制用法］　空腹咀嚼生吃，早晚各 1 次。忌食辛辣及饮酒。

［功　效］　润肠通便。用治大便干燥费力，大便间隔时间延长的习惯性便秘。

［验　证］　据山东济宁市第一人民医院苗某某介绍，服用此方大多在第 2～3 天大便开始变软易解，以后坚持长期服用，并根据大便质地适当增减原用量，以不稀薄为度。临床治疗获满意疗效。

［备　注］　气虚甚者重用黄芪或加太子参；血虚甚者重用当归或加熟地、首乌；若兼虚火上炎者可加肉桂引火归源。

根据大便质地适当增减原用量，以不稀薄为度。临床治疗获满意疗效。

4. 贴敷方治便秘

［方　剂］　①甘遂 3 克。②巴豆 1 克，肉桂 1 克，吴茱萸 3 克。

［制用法］　上 2 方均为细末，备用（均为 1 次量）。均用生姜汁调敷。方①敷支沟、天枢穴上，方②炒热敷足三里、神阙穴上。上方均可用艾卷隔药悬灸。

［功　效］　①泻通。②温通。

［验　证］　一般药后 6～24 小时气通排便。效佳。

［备　注］　引自《外治汇要》

5. 大黄膏治便秘

［方　剂］　大黄适量。

［制用法］　研为细末，备用。用时取药粉 10 克，以酒调成软膏状，敷于脐部，外以纱布盖上，胶布固定。再用热水袋在膏上热敷 10 分钟。每日换药 1 次。

［功　效］　泻下通便。

［验　证］　据报道：治疗小儿便秘 30 例，病程 1 周以上，用药 1～3 天，治愈 28 例，另 2 例症状也有所改善。

［备　注］　民间方。临床验证，用治热秘，效果亦佳。

6. 升润法治疗虚证便秘

［方　剂］　黄芪、当归、炙甘草各20克，升麻、防风各10克。

［制用法］　水煎服，每日1剂。

［功　效］　升阳润燥，补气益血。

［验　证］　以本方治虚证便秘32例，显效20例（大便畅通，每日自动排便1次，2月以上未复发）；好转11例（大便畅通，每日或2日自动排便1次，2月未复发者）；无效1例（治疗中自改他法治疗）。马某某，男，72岁，1983年11月20日就诊。患便秘多年，大便5～6天一行，便秘甚时需服麻仁丸。近7天来又不大便，腹微胀，服麻仁丸罔效，故前来就医。症见咳嗽喘气，纳呆，口干欲饮不多，神疲乏力语音低微，面色不华，形体消瘦，肌肤甲错，舌偏红，苔薄少津，脉虚细。治用增液汤加味，服2剂后病情不减，大便9天未行，伴烦躁寡言。又用急则治其标之法，于上方加厚朴、大黄。服1剂，腑气未通，大便仍未行，精神极差。自诉虽有便意，但临厕努挣乏力，挣出汗出短气而喘。细辨此证非热结大肠，亦非单纯津枯肠燥，实属脾气不升，推动无力，并津枯肠燥。法当升举阳气，养血润燥，处予基本方1剂，药后次日解出棉条状软便1次。守方3剂，大便自调，日行1次，纳增，精神转佳。再服3剂以巩固疗效，并嘱饮食调养，追访2年未复发。

［备　注］　气虚甚者重用黄芪或加太子参；血虚甚者重用当归或加熟地、首乌；若兼虚火上炎者可加肉桂引火归源。

7. 马铃薯汁治便秘

［方　剂］　马铃薯。

［制用法］　将马铃薯洗净，在搅肉机中挤压，将液汁用纱布滤过。每早空腹及午饭前各服半玻璃杯。

［功　效］　和中养胃，利湿解毒。用治便秘。

［验　证］　据《中级医刊》1954年第1期介绍，用上法曾治疗84例长期便秘，其中74例为胃溃疡及十二指肠溃疡，5例为慢性肠炎，4例为慢性胆囊炎，1例痔疮，全部获愈。大部分在服用2～4天内见效，个别服用20天才有效。

［备　注］　发芽的马铃薯禁忌食用，因为芽眼附近含龙葵精，这是一种有毒物质，吃后轻者泻痢，重者发生恶心呕吐，甚至麻痹痉厥，应特别注意。

8. 猪肚苡米汤以补为通

［方　剂］　猪肚、苡米各适量。

［制用法］　分别煮烂，当主食吃。

［功　效］　补虚劳，益血脉，利肠胃。用治大病后空存皮骨、大便燥结。

［验　证］　据《中国新医药》1955 年 5 期介绍："一妇女三十许，大病新愈，空存皮骨，不能转侧，奄奄一息，大便极度困难。医生惟恐一放润滑剂，元气随脱而止，诸医束手，不敢下药。一老医出一方，以补为通，乃定一猪肚苡米汤：猪肚一具，苡米五合，分煮极烂。初服撇去浮油，专以此为食物，诸症一一见效，不月而愈。"

八、消化不良

消化不良是指具有上腹痛、腹胀、早饱、嗳气、食欲不振、恶心、呕吐等上腹不适症状，多属于功能性。

1. 山楂丸开胃助消化

［方　剂］　山楂（山里红）、怀山药各 250 克，白糖 100 克。

［制用法］　山药、山楂晒干研末，与白糖混合，炼蜜为丸，每丸重 15 克。每日 3 次，温开水送服。

［功　效］　补中，化积。用治脾胃虚弱所致的消化不良。

［验　证］　众多的患者反映此方效果极佳。

2. 鸡肫皮治消化不良

［方　剂］　鸡肫皮（鸡内金）若干。

［制用法］　将鸡肫皮晒干，捣碎，研末过筛。饭前 1 小时服 3 克，每日 2 次。

［功　效］　消积化滞。治消化不良、积聚痞胀等。

［验　证］　牛某，男，28 岁，患消化不良症，介绍用上方，治愈。

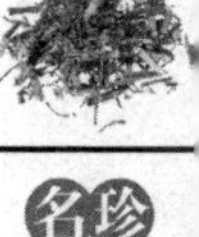
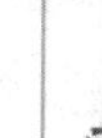

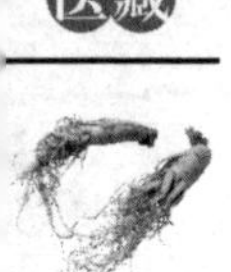

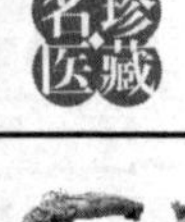

3. 胡萝卜炖羊肉补益脾胃

[方　剂]　胡萝卜6个，羊肉250克，盐少许。

[制用法]　炖熟食，后加盐。

[功　效]　健脾，养胃，温肾。用于畏寒喜暖、消化不良、腹部隐痛、阳痿、口淡无味、小便频数之脾胃虚寒、脾肾阳虚患者，有较好的疗效。

[验　证]　《健康报》推荐该方，读者多次反映甚好。

4. 清拌蔓菁下气开胃

[方　剂]　蔓菁200克，酱油、醋适量。

[制用法]　将蔓菁洗净切成细丝，放入开水锅内焯熟，沥干水气，倒入碗内下调料拌食。

[功　效]　《随息居饮食谱》载："腌食咸甘，下气开胃，析醒消食，荤素皆宜，肥嫩者胜，诸病无忌。"

[备　注]　蔓菁是十字花科植物，也叫芜菁、圆根、扁萝卜。拌蔓菁这道菜，在《西厢记》中有载：老夫人请张生吃饭，张生问：为什么请我？"红娘唱答："淘下陈仓米数升，炸下七八碗蔓菁。"这里的"炸"是指水炸，即用水焯熟拌吃。

[验　证]　据《家庭医生》杂志社介绍，读者来信反映用该法疗效甚佳。

5. 苹果汤润肠胃

[方　剂]　苹果，瘦猪肉。

[制用法]　苹果2个切块，用两碗水先煮，水沸后加入猪肉200克（切片），直煮至猪肉熟透，调味服食，久食有益。

[功　效]　生津止渴，润肠健胃。治疗肠胃不适及消化不良。

[验　证]　钱某某，男，76岁，常食用上方，肠胃通便。

[备　注]　《滇南本草》云："苹果熬膏名'玉容丹'，通五脏六腑，走十二经络，调营卫而通神明，解温疫而止寒热。"《食疗本草》云："苹果补中焦诸不足气，和脾；卒患食后气不通。"

九、呃　　逆

呃逆，俗称"打嗝"。是指气逆上冲，喉间呃呃连声，声短而频，令人不能

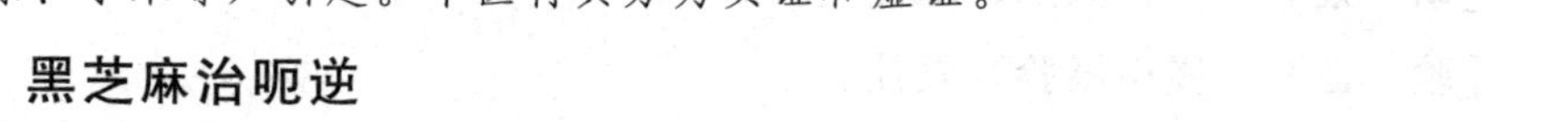

自制。有几分钟或半小时1次，亦有连续呃7～8声始停的。本症可由多种原因（如受凉、手术等）引起。中医将其分为实证和虚证。

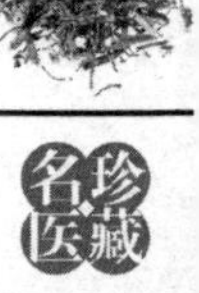

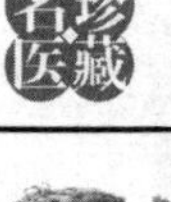

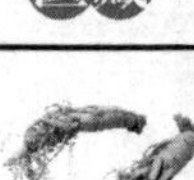

1. 黑芝麻治呃逆

［方　剂］　黑芝麻、白砂糖。

［制用法］　炒熟、杵碎，拌入白砂糖，服食数匙。

［功　效］　滋养肝肾，润肠通便。

［验　证］　黄某某，男，48岁，1982年1月2日诊。呃逆频作，呃声洪亮，无其他不适。曾以旋复代赭石汤、丁香柿蒂汤加减投之，并给予阿托品、安定等西药，呃逆依然，又用针灸治疗，仍不能控制。1月5日半夜，患者偶服黑芝麻数匙（炒熟，杵碎，拌入白砂糖），食后呃逆即止，安静入睡。次日中午，呃逆又作，又服黑芝麻数匙，食后呃止。第3天再次发作，按原地服黑芝麻，食后呃逆停止，非常灵验，此后未再发。

［备　注］　按黑芝麻能滋养肝肾，润肠通便。用之治呃逆，可能同“香能治呃”有关。因黑芝麻炒熟杵碎后，香味浓烈。

2. 米醋止呃方治呃逆

［方　剂］　米醋。

［制用法］　呃逆发作时服米醋10～20毫升，一般可立即生效，止后复发再服仍效。

［功　效］　米醋味酸苦性温，酸主收敛功能散瘀解毒，下气消食。故中焦虚寒胃气上逆之呃逆用之甚佳。

［验　证］　陈某某，男，69岁。就诊日期：1975年8月15日。患者胃癌手术后5天，胃纳不振，吃流质饮食，食后胸闷气逆，频频呃逆。舌苔薄白，脉弱。乃术后胃气上逆所致。予米醋15毫升频服之，服后呃逆立止。半天后又有呃逆，仍予米醋15毫升，服之又止。

［备　注］　如肝火犯胃，嘈杂泛酸者忌之。

3. 二香膏治呃逆

［方　剂］　丁香、沉香、吴茱萸各15克，生姜汁、葱汁各5毫升。

［制用法］　先将前3味药共研细末，加入姜汁，葱汁调匀如软膏状，装瓶备用。用时取药膏适量，敷于脐孔上，外以纱布覆盖，胶布固

定。每日换药1次。

［功　效］　温胃散寒，降逆止呃。

［验　证］　屡用屡验，效佳。

［备　注］　引自《中医外治法奇方妙药》。

4. 打呃食疗2方

［方　剂］　白糖1汤匙。

［制用法］　打呃时立即吃1汤匙白糖。持续打呃6周以上者，可重复使用此法数次。

［功　效］　止呃。对呃逆有较好疗效。

［验　证］　据《健康报》介绍，读者反映效果极佳。

［方　剂］　柠檬1个，酒适量。

［制用法］　将鲜柠檬浸在酒中，打呃时吃酒浸过的柠檬（但不能吃柠檬皮）。

［功　效］　同上。

［验　证］　《中国食品》1985年第2期介绍，美国纽约呼吸疾病协会的科学家采用上述第一方，收到理想的成效，治愈率达66%。《新英格兰药物杂志》报道，采用第二方的治愈率达87%。

5. 大笑止呃逆

呃逆是以胃气逆而上冲，喉间呃呃连声，声短而频，不能自制为主症。呃逆轻者数声后自愈，重者有上几十声、百余声或更多而不止者，苦极难言。笔者常用令患者大笑之法治之，屡试屡验。

［制用法］　患者仰卧床上，排尽杂念，两脚自然伸直，两臂垂直，略贴身，周身肌肉松弛。然后令其大笑，轻者笑数声呃逆即止，重者笑以疾止为度。

［功　效］　治呃逆，效果极佳。

［验　证］　笔者以《四川中医》1984年第6期载之大笑止呃方法，治疗3例均效。病例：兰某某，男，1985年9月30日诊。呃逆频作3天，曾服镇静药无效。乃嘱仰卧，以手刺激其腋下，引其大笑，约1分钟，呃逆即止。但次日又发，同法治之仍效。继给芍药甘草汤合旋复代赭汤2剂，不再复发。笔者体会：呃逆轻者大笑可止，重者以配合药物治疗为佳。

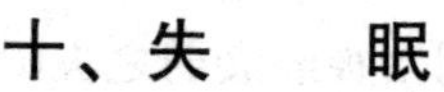

十、失　眠

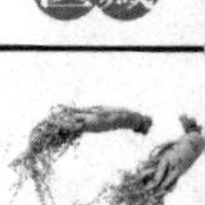

失眠，中医称“不寐”或“不得卧”，即因本身原因而引致的睡眠不足，表现为入睡困难，时常觉醒及（或）晨醒过早。按其发病原因可分为四种类型，一是身体原因，如疼痛和咳嗽引起；二是生理原因，如生活工作环境变化；三为精神原因，如兴奋和焦虑引起；四为药物原因，如应用某些兴奋剂。治疗关键在于针对病因，可辅以下法。

1. 酸枣仁粥治疗心悸失眠

［方　剂］　酸枣仁5克，粳米100克。

［制用法］　酸枣仁炒黄研末，备用。将粳米洗净，加水煮作粥，临熟，下酸枣仁末，再煮。空腹食之。

［功　效］　宁心安神。用治心悸、失眠、多梦。

［验　证］　和某，男，68岁，长期失眠，后用上方，治愈。

2. 食醋镇静安神治失眠

［方　剂］　醋（陈醋或香醋）。

［制用法］　用10毫升食醋，调在一杯温开水中喝下。每日睡前1小时饮用。

［功　效］　食醋能诱发机体产生一种叫5－羟色胺的物质，有良好的镇静催眠作用。

［验　证］　读者反映效果很好，值得推广。

3. 大枣葱白汤治失眠

［方　剂］　大枣15个，葱白8根，白糖5克。

［制用法］　用水2碗熬煮成1碗。临睡前顿服。

［功　效］　补气安神。用治神经衰弱之失眠。

［验　证］　肖某，男，43岁，长期失眠，在医学杂志上发现此方，后用之失眠症治愈。

［备　注］　临睡前用热水烫脚，多泡些时间，水凉再加热水，随烫随饮大枣葱白汤，疗效更好。用法改用冲鸡蛋汤热饮，亦有功效。

4. 桑椹糖水治神衰失眠

［方　剂］　鲜桑椹100克，冰糖10克。

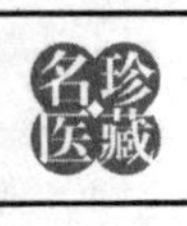
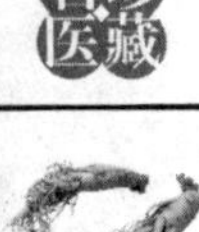

［制用法］ 加水共煎煮。以糖调饮。

［功　效］ 补肝益肾。用治神经衰弱之失眠、习惯性便秘等。

［验　证］ 经试疗10例，均见效。

［备　注］ 《随息居饮食谱》说，此方还有滋肝肾、充血液、祛风湿、健步履、熄虚风、清虚火等功效。

5. 核桃芝麻丸温补肝肾虚

［方　剂］ 核桃仁、黑芝麻、枸杞子、五味子、杭菊花各等分，蜂蜜适量。

［制用法］ 共捣烂，研为细末，炼蜜为丸，每丸重15克，每次1丸，每日3次，空腹服。

［功　效］ 滋阴，清热。治疗头晕、眼花，失眠。

［验　证］ 读者多次反映效果理想。

6. 半夏苡仁治失眠

［方　剂］ 法半夏、苡仁各60克。

［加　减］ 心脾亏虚加党参，心阴不足加麦冬，痰热扰心加黄连，胃中不和加神曲。

［制用法］ 浓煎，临睡服下。

［验　证］ 1. 笔者采用《新中医》1983年第11期“半夏秫米汤加味治疗失眠”一文的方法，近半年来治疗25例失眠患者（其中心脾亏虚13例、心阴不足6例、痰热扰心3例、胃中不和3例），病程最短3天，最长1年余；服药少则1剂，多则5剂。显效18例，好转7例，疗效甚为满意。病例：张某某，男，45岁，干部，1984年2月15日诊。失眠半年多，每晚最多能睡2～3小时，常常彻夜难眠，屡服中药无效，又不愿服安眠药。辨证属痰热扰心。即处以薏苡仁、半夏各60克，川黄连15克。服药当晚即能安静人睡。再服2剂，不再失眠。追访3个月，亦未见失眠。

病例：夏某某，女，46岁，工人，1986年4月2日诊。失眠1年余，常每晚只能睡2～3小时，且多梦；近因上晚班，白天更难入睡。神疲，面色无华，舌淡苔白腻，脉沉缓。予制半夏、薏苡仁各60克，党参30克，3剂。服后能熟睡5～6小时。再予3剂，诸症消失。

［备　注］　半夏秫米汤是和胃的主方。其方由半夏秫米二药组成。李时珍《本草纲目》载：半夏除“目不得瞑”，吴鞠通谓：“半夏逐痰饮而和胃，秫米秉燥金之气而成，故能补阳明燥令之不及而渗其饮，饮则胃和，寐可立至。”现代药理研究证实：法半夏对中枢神经有良好的镇静和安定作用。因药房不备秫米，遵吴鞠通意，用薏苡仁代之。

7. 大葱治失眠

［方　剂］　大葱（取白）150克。

［制用法］　将大葱白切碎放在小盘内，临睡前把小盘摆在枕头边，便可安然入梦。

［功　效］　用治神经衰弱之失眠。

［验　证］　据《老年报》介绍，读者多次反映效果满意。

十一、暑　病

中暑是人体感受暑热后引起的疾病。暑为夏病之首，中暑的“中”字，形容暑热侵犯人体，来势凶猛，有如箭头石块猛烈击中人体一样。当环境气温超过32℃时，就可能有中暑发生。本病的发生除与高温、高湿、通风不良等有关外，还有每个人的身体健康状况密切相关。临床常用的主治中暑的偏方如下。

1. 饮杨梅酒预防中暑

［方　剂］　鲜杨梅500克，白糖80克。

［制用法］　将杨梅洗净，加白糖共装入瓷罐中捣烂，加盖（不密封，稍留空隙），7～10天自然发酵成酒。再用纱布绞汁，即成约12度的杨梅露酒，然后倒入锅内煮沸，待冷装瓶，密闭保存，时间愈久愈佳。夏季饮用最宜。

［功　效］　预防中暑。

［验　证］　本方在南方被广泛应用。

2. 西瓜蕃茄汁治暑热病

［方　剂］　西瓜1个，番茄1千克。

［制用法］　西瓜切开取瓤，番茄去皮，用洁净纱布挤压，取瓜汁和番茄汁

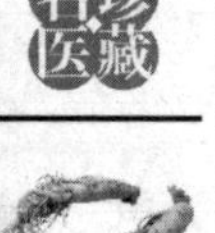
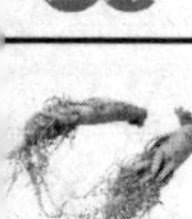

液，尽量饮用。每日2次，连用2天即愈。

[功　效]　清热解暑，利水开胃。用治暑热及温病发热、口渴、心烦、食欲不振、消化不良及小便热赤涩痛。

[验　证]　据《老年报》介绍，本方具有较好的清热解暑作用。

3. 西瓜盅清暑祛热

[方　剂]　西瓜1个，鸡肉、火腿、莲子、龙眼、胡桃、松子、杏仁各适量。

[制用法]　把鸡肉和火腿切成丁。将西瓜上端切下（小为盖，大块为盅），挖去瓜瓤。将上述用料一并填入瓜内，盖上盖，隔水蒸熟即成。食之。

[功　效]　清暑祛热。消烦止渴，利小便。

[验　证]　据《老年报》介绍该方疗效很好。

[备　注]　此方见于《御香缥缈录》，是慈禧很欣赏的食品。加入鸡肉、火腿、莲子等都是为了滋益补养。山东孔府菜有“西瓜鸡”，其制法相同，是将调好味的雏鸡，配以干贝、香菇、盐笋、口蘑、南荠，也是蒸制，都是宫廷颐养的食品。

4. 冬瓜汁解暑热止烦渴

[方　剂]　鲜冬瓜1个。

[制用法]　将瓜洗净，切成碎块，捣烂绞取汁。尽量饮服。

[功　效]　消暑，清热，除烦。治中暑后烦躁不安、口渴、尿黄，有清热利尿之作用。

[验　证]　据《老年报》介绍，本方具有解暑良效。

5. 姜韭蒜汁治中暑昏厥

[方　剂]　鲜姜、大蒜、韭菜各适量。

[制用法]　洗净，姜蒜去皮，共捣烂取汁。灌服。

[功　效]　解表，温中。治中暑昏厥，不省人事。

[验　证]　刘某某，男，23岁，中暑后立即服本方，痊愈。

6. 红糖绿豆沙解暑祛热毒

[方　剂]　绿豆100克，红糖25克。

[制用法]　将绿豆煮烂，用勺在锅中碾碎如泥，再以文火煮至无汤，加红

糖调味即成。食之。

［功　效］　清暑解毒。治小儿暑热生疮疖。夏季炎热时小儿常食有解暑清热、除烦解渴之功用。

［验　证］　本方在广大农村被广泛应用，效果明显。

7. 猪肉冬瓜汤治暑热

［方　剂］　瘦猪肉 50 克，冬瓜 100 克，盐、姜适量。

［制用法］　将肉切碎与冬瓜共煮汤，待将熟时下姜片及盐。日服 2 次。

［功　效］　清热解暑。用于暑热之口渴、尿黄等。

［验　证］　本方在广大农村被广泛应用，效果明显。

8. 扁荷粥用于解暑

［方　剂］　白扁豆 50 克，冰糖 30 克，鲜荷叶 1 小张，大米 50 克。

［制用法］　先用清水把白米洗净，浸泡。锅内加水 3 碗煮白扁豆，水沸后，下白米小火煎煮，待扁豆已黏软，放入冰糖及洗净的鲜荷叶，再煮 20 分钟即成。食之。

［功　效］　消暑解热，和胃厚肠，止泄泻。

［验　证］　经临床治疗 18 例，12 例 1 剂即愈，6 例 1 剂好转，2 剂即愈。

［备　注］　据《药性辨疑》云："扁豆专表暑，故和中而止霍乱。"《本草再新》云："荷叶清凉解暑，止渴生津，治泄痢，解火热。"白扁豆与荷叶都具清热解暑之力，故盛暑季节常食不仅有益健康，而且可防治暑热不适，如四肢乏力，咽干口渴、头昏脑胀、食欲不振等。

9. 绿豆丝瓜花解暑

［方　剂］　绿豆 60 克，鲜丝瓜花 8 朵。

［制用法］　用清水一大碗，先煮绿豆至熟，然后捞出豆，再加入丝瓜花煮沸。温服汤汁。

［功　效］　清热，解暑。治夏季气温酷热引起的中暑。

［验　证］　本方在广大农村被广泛应用，效果明显。

10. 海带冬瓜豆瓣汤消暑利尿

［方　剂］　浸发海带 100 克，冬瓜 500 克，去皮蚕豆瓣 100 克，香油及盐适量。

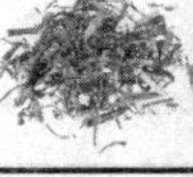

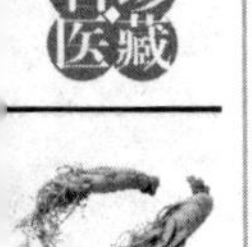
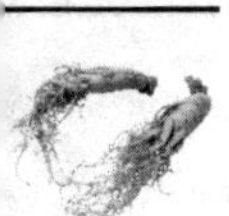

［制用法］ 先将浸软泡发洗净切成条块状的海带和蚕豆瓣一起下锅，用香油煸炒一下，然后添加500克清水，加盖烧煮，待蚕豆将熟时，再把切成长方块的冬瓜和盐一并放入，继续烧至冬瓜九成熟，即可停火出锅。食之。

［功　效］ 消暑利尿。治中暑头晕、头痛、烦渴。

［验　证］ 据《老年报》介绍，本方具有较好的清热解暑作用。

十二、神经衰弱

神经衰弱涉及到祖国医学的“不寐”、“心悸”、“郁证”、“虚损”、“遗精”、“阳萎”等病证，是大脑皮质兴奋与抑制平衡失调引起的一种功能性疾病。临床所见，大致属功能减退一类病变反应，其证多虚。

中医认为，人的意识、思维、情志活动，皆属心肝所主，所以神经衰弱一证离不开心肝功能活动的衰退或亢进，多与脾肾有关。所以本病之起，多因思虑过度，劳伤心脾，使肾气亏损，情志不舒，肝气郁滞，肝肾阴虚，虚火上炎，房事不节，肾气不宁，脏腑失调，阳不交阴所致。

本病症状繁多，临床表现极为复杂，一般常见的有头痛、头晕，耳鸣眼花，疲劳气短，消化不良，失眠多梦，心悸健忘，焦虑不安，遗精阳痿，或月经不调以及一些不明的症状。

1. 桂圆酒治神经衰弱

［方　剂］ 桂圆肉250克，白酒（60度）400毫升。

［制用法］ 桂圆肉切碎，装入瓷瓶中，以酒浸泡15～20天。每日2次，每次服10～20毫升。

［功　效］ 补心脾，治神衰。用治神经衰弱之失眠、健忘、心悸等。

［验　证］ 据《老年报》介绍，该方治疗神经衰弱具有很好的疗效。

2. 虾壳枣仁汤治神经衰弱

［方　剂］ 虾壳25克，酸枣仁15克，远志15克。

［制用法］ 共煎汤。日服1剂。

［功　效］ 安神镇静。用治神经衰弱。

［验　证］ 据《老年报》介绍，该方在广大农村、基层工作中犹为实用。

3. 安神补心汤（丸）治神经衰弱

［方　剂］　人参叶6克、五味子6克、石菖蒲10克、酸枣仁10克。

［加　减］　时有自汗或盗汗者加炙黄芪10克、煅牡蛎10克，以补气固表敛汗。

［制用法］　每天1剂，煎2遍和匀，早晚分服。或用10剂，研细末，炼蜜为丸，每粒10克，每服1粒，日2次。

［疗　效］　用于用脑过度，劳心伤神，心虚神烦而致眠差、健忘、时易心悸、动辄易惊者。

［验　证］　王某某，男，45岁。干部。就诊日期：1979年5月15日。患者长期工作紧张，劳心伤神，故夜间心烦不眠。梦多易醒，白天头晕乏力。予本方治疗，2周后睡眠好转，4周后头晕消失，精神亦佳。

［备　注］　人参叶大补元气、安心神，有调节神经功能之效；五味子敛心神，健脑益智，有生津敛汗之功；石菖蒲宁心神，可治眠差、心悸、健忘；酸枣仁养心安神、敛汗、善治心烦不寐。注意生活规律，参加适当的体力劳动及活动，有助于神经功能的恢复及体质增强。

4. 玫瑰花烤羊心补心安神

［方　剂］　鲜玫瑰花50克（干品15克），盐50克，羊心500克。

［制用法］　先将玫瑰花放在小铝锅中，加入食盐和适量水煎煮10分钟，待冷备用。羊心洗净，切作块，用竹签串在一起后，蘸玫瑰盐水反复在火上烤，嫩烧即可。趁热食用。

［功　效］　养血安神。用治心血亏损所致惊悸失眠。

［验　证］　据《老年报》介绍，该方治疗神经衰弱具有很好的疗效。

5. 百合猪肉汤治神衰

［方　剂］　百合50克，瘦猪肉200克，盐少许。

［制用法］　瘦猪肉切成小块，与百合加盐共煮烂熟，顿服。

［功　效］　清热润肺，养血安神。

［验　证］　屡用效佳。

6. 猪肉怀山药治神衰

［方　剂］　瘦猪肉50克，山药10克，枸杞10克。

［制用法］　共煮。饮汤，日服1次。

［功　效］　养血安神。

［验　证］　屡用效佳。

十三、胃脘痛

胃脘疼是指以上腹胃脘部近心窝处经常发生疼痛。其发病原因是由于饮食不调、情志刺激、脾阳素虚、感受外寒、胃火失降所致。临床常用有效的偏方、验方主要如下。

1. 白砂糖水治中虚脘痛

［方　剂］　白砂糖150克。

［制用法］　加水煎煮至汤浓为度。饮用。

［功　效］　降浊解毒。治中虚脘痛、食鱼蟹引起的反胃不适及吃蒜口臭等。

［验　证］　经编者多次观察，该方确有良效。

2. 土豆粥治胃脘隐痛不适

［方　剂］　土豆（不去皮）250克，蜂蜜少许。

［制用法］　将土豆洗净，切成丁，用水煮至成粥状。服时加蜂蜜。每日晨空腹食用，连服半月。

［功　效］　和中养胃。用于胃脘隐痛不适。

［验　证］　孙某某，男，65岁，久犯该病，后常食上方，渐愈。

［备　注］　禁用发芽的土豆，吃后轻者导致泻痢，重者中毒呕吐，应特别注意。

3. 炖猪肚治胃脘隐痛

［方　剂］　猪肚（猪胃）200克，鲜姜50克，肉桂5克。

［制用法］　猪肚洗净切丝，同姜与肉桂放在碗内，隔水炖至熟烂，分2次吃完。

［功　效］　补益脾胃。治疗脾胃阳虚或胃寒所致的胃脘隐痛、喜热畏寒、吐清水、口淡不渴等。

［验　证］　据多名患者反映，用上方效果奇佳。

4. 洋白菜粥治胃脘拘急痛

［方　剂］　洋白菜500克，粳米50克。

［制用法］　洋白菜洗净，切碎煮半小时，捞出菜不用，下米煮粥。日食2次。

［功　效］　缓急止痛。用于胃脘拘急疼痛。

［验　证］　患者反映疗效良好

十四、胃肠炎

急性胃肠炎以起病急，呕吐，腹泻，腹痛为主症，多发生于夏秋季，其发病原因多由暴饮暴食，过食生冷，饮食不洁或食用不易消化的食物引起。临床上常用的有效偏方主要如下。

1. 大蒜头治腹泻不止

［方　剂］　大蒜2头。

［制用法］　烧灰存性，煮水服之。

［功　效］　解毒，消炎。

［验　证］　经读者反映，效果理想。

2. 牛肉砂仁汤健脾开胃

［方　剂］　牛肉1千克，砂仁5克，陈皮5克，生姜15克，桂皮3克，盐少许。

［制用法］　先炖牛肉至半熟，然后将以上各味共炖烂，服前加盐调味，取汁饮用。

［功　效］　健脾醒胃。常用于脾胃虚弱而致的消化不良，久服能增进健康。

［验　证］　读者反映效果良好。

3. 野菊花灌汤剂治肠炎

［方　剂］　野菊花10～30克

［加　减］　如大便带脓血者加茶叶（绿茶）5～15克同煎。

［制用法］　煎汤去渣，煎液100～300毫升，待温至38～40℃，排空大便，插入橡皮导管约20厘米左右，保留灌肠，每晚睡前1次，最好能保留4小时以上，连灌2周为1个疗程。

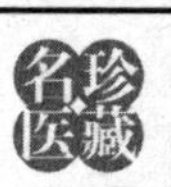

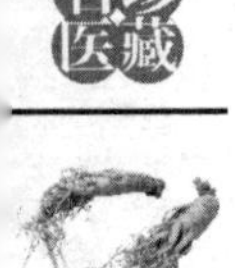

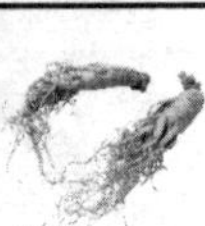

［功　效］　慢性肠炎、肠功能紊乱之湿热留恋者，症见慢性腹泻经久不愈、腹痛、大便带粘液者。

［验　证］　陆某某，男，60岁。就诊日期：1975年3月10日。患者腹痛腹泻，时发时止，已5～6年，曾住院检查诊为慢性肠炎。近来加重大便带黏液，每日4～5次。服黄连素无效，予上方灌肠治疗，1个疗程后腹痛缓解，大便成形、每日1次，黏液消失而愈。

［备　注］　野菊花清热解毒，茶味收敛止泻。脾肾两虚之五更泄泻疗效不佳。

4. **番薯藤治急性胃肠炎**

［方　剂］　番薯藤60～90克。盐少许。

［制用法］　将番薯藤加盐炒焦，冲水煎服。

［功　效］　解毒，消炎。用治急性胃肠炎之上吐下泻。

［验　证］　马某，女，36岁，患急性胃肠炎，用上方治愈。

5. **二香散治肠炎**

［方　剂］　丁香、木香、肉桂、吴茱萸、薄荷各等份。

［制用法］　上药共研细末，密封备用。用时取上药末10克，以生姜汁及酒调成糊状，炒热后，分敷于穴位上（取天枢、足三里、脾俞、中脘、命门、关元。每次选两个穴位。急性腹泻以天枢、足三里为主穴；慢性腹泻取脾俞、中脘为主穴；肾虚腹泻取命门、关元为主穴。腹泻伴恶心、呕吐者配内关穴。水泻较重者配阴陵泉穴），外以纱布盖上，胶布固定。每天换药1次。

［功　效］　散寒、理气、止泻。

［验　证］　屡用效佳，一般用药1～3次即止。

6. **羊肉秫米粥开胃健力**

［方　剂］　羊肉100克，秫米（高粱米）100克，盐少许。

［制用法］　羊肉切丁，同秫米共煮粥食。

［功　效］　补虚开胃。治脾胃虚弱而致的消化不良、腹部隐痛等。

［验　证］　《健康保健》杂志介绍效果良好。

7. **龙眼核治急性胃肠炎**

［方　剂］　龙眼核（即桂圆核）适量。

［制用法］ 将龙眼核焙干研成细粉。每次25克，每日2次，白开水送服。

［功　效］ 补脾和胃。治急性胃肠炎。

［验　证］ 张某某，女，46岁，患胃肠炎，多次用药疗效不佳，后用上方数次，即愈。

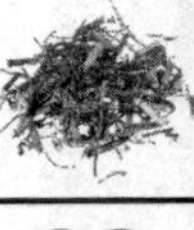

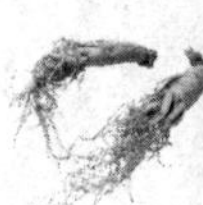

十五、胃下垂

现代医学认为，胃下垂是由于胃壁及腹部肌肉松弛的结果。中医学则认为：胃下垂是由于思虑伤脾，气虚下陷所致。常用的临床验方、偏方主要如下。

1. 二麻膏治胃下垂

［方　剂］ 蓖麻子仁10克，升麻粉2克。

［制用法］ 将蓖麻仁捣烂如泥后拦入升麻粉，制成直径2厘米，厚1厘米圆饼备用。将患者百会穴周围（直径2厘米）头发剃掉后，上置药饼，用绷带或其他方法固定。敷药后让患者取水平仰卧位、宽松裤带，将盐水瓶（80℃）熨烫药饼，每日3次，每次30分钟。每块药饼可连续使用5天，休息1天后，更换药饼。10天为1疗程。治疗以饭后2小时进行为宜。

［功　效］ 升提固脱。

［验　证］ 治疗268例。痊愈105例，显效70例，好转78例，无效15例，总有效率为94.4%。

［备　注］ 引自1987年，《上海中医药杂志》(8)。心脏病、高血压、呕吐、咯血患者及孕妇忌用。治疗期间注意休息，不暴饮暴食，不作剧烈运动，禁止房事。药饼切勿内服。以防中毒。如果胃的位置已在髂嵴连线6厘米以上，症状基本消失，则不需继续治疗。用药后患者胃蠕动增强，上升感越明显，疗效越好；个别患者用药后有恶心、胸闷、小腹牵拉性或撕裂样疼痛，一旦停止治疗，症状即消失。

2. 敷脐法治胃下垂

［方　剂］ 蓖麻子仁3克（选饱满洁白者为佳），五倍子1.5克。

［制用法］ 上2味料为1次用量。将2味捣碎，研细，混匀后加水，制成形似荸荠状、上尖下圆的药团，大小可根据患者脐眼大小而

定。将药团对准脐眼塞上，外用橡皮膏固定，每日早中晚各1次。用热水袋放于脐眼上热敷，每次热敷5～10分钟，以感觉温热不烫皮肤为度。一般4天后取掉药团。贴敷3次为1疗程。1疗程后可做X线造影复查。如胃的位置已复原，应停止用药；未复原，可再进行第2疗程。

［功　效］　除湿通络，敛肺涩肠。用治胃下垂。

［验　证］　据编者调查、观察，多名患者用上方治愈。

［备　注］　据《老年报》介绍，采用此方治疗期间，应注意：①治疗不宜在寒、暑天进行，一般以室温在20℃左右较好。②治疗期间应适当卧床休息，减少活动，适当减少茶、汤的饮用量，少吃水分量多的食物，饮食以少量多次为好。③禁房事。④热敷时腹部可能出现较强的牵拉感，这是正常现象，不必惊慌，个别病人可出现过敏反应，应引起注意，过敏者应停用。⑤吐血的病人及孕妇，不宜采用此法治疗。

3. 西洋参等治胃下垂

［方　剂］　西洋参5～8克（磨汁冲服），生黄芪20～30克，白术、升麻、枳实、青皮、女贞子、枸杞子各10～12克，砂仁、甘草各8～10克。

［加　减］　若伴湿热者，加川黄连6～8克，苍术10～12克，藿香5～10克；若伴气滞者，加苏梗、广木香各6～9克；若伴溃疡者，加乌贼骨20克，白及15克；若中气下陷者，加葛根15～20克，炙甘草10～12克。

［制用法］　将上药水煎，每日1剂，分3～4次口服。10剂为1个疗程。

［验　证］　用上药治疗胃下垂患者101例，其中治愈者（胃下垂恢复正常，主症消失）95例；显效者（主症基本消失，胃上提3～5厘米以上）4例；无效者（治效前后无明显变化）2例。服药期最短者1个疗程，最长者3个疗程。治疗中未见不良反应。

4. 黄芪首乌治胃下垂

［方　剂］　生黄芪25克，何首乌、全当归、鸡血藤各15克，柴胡20克，炒葛根、升麻、山萸肉、香附各12克，生甘草10克。

［加　减］　若患者口苦泛酸者，加吴茱萸、川黄连各8～10克；若患者口

淡无味者，加焦三仙、藿香各10～12克；若大便秘结者，加郁李仁、生川军（后下）各8～10克；若大便稀溏者，加怀山药、生薏苡仁、茯苓各10～15克。

［制用法］　将上药水煎，每日1剂，分早、中、晚3次口服，半个月为1个疗程。

［验　证］　用本方治疗胃下垂患者45例，经用药1～2个疗程后，其中治愈者40例；显效者3例；有效者2例。

5. **肉桂等治胃下垂**

［方　剂］　肉桂1克（刮去粗皮），炒五倍子2克，炒何首乌3克。

［制用法］　将上药分别研为细末，混匀，每日1剂，用凉开水送服，20天为1个疗程。

［验　证］　用上方治疗胃下垂患者60多例，用药1～2个疗程后，自觉症状消失，食欲正常，部分患者经X线复查，胃体上升3～5厘米。

6. **猪肚白胡椒补益脾胃**

［方　剂］　猪肚250克，白胡椒15克。

［制用法］　猪肚洗净切片，同白胡椒共煮熟后分2或3次食用。

［功　效］　补益脾胃。治胃下垂及胃寒疼痛。

［验　证］　刘某某，男，29岁，经查患胃下垂，食用上方痊愈。

［备　注］　牛肚可代替，功效相同。

7. **云苓、党参治胃下垂**

［方　剂］　云苓25克，党参、黄芪、山药、当归、山楂各15克，柴胡、郁金、白术、枳壳、鸡内金各12克，升麻、陈皮、甘草各9克，大枣10枚。

［加　减］　若痛甚者，加元胡12克；若肝脾下垂者，加鳖甲31克，若溃疡者，加白及12克，乌贼骨15克。

［制用法］　将上药水煎，分2次服。每日1剂。

［验　证］　用上药治疗胃下垂103例，其中痊愈者54例；显效者25例；有效者22例；无效者2例。用本方治胃下垂5～8cm的患者，一般服药15剂即可获痊愈。

8. 鲜仙人球瘦猪肉治胃下垂

［方　剂］　鲜仙人球50～60克，瘦猪肉30～50克。

［制用法］　先将瘦猪肉剁碎制成肉饼后，与仙人球一起煮熟，晚上睡前顿服，每日1剂。1个月为1个疗程，可连服2～3个疗程。

［验　证］　用本方治疗胃下垂患者46例，均获治愈。其中用药1个疗程治愈者20例；2个疗程治愈者13例；3个疗程治愈者3例。随访2年，均未见复发。

十六、胃及十二指肠溃疡

胃及十二指肠溃疡，又称消化性溃疡，属中医“胃脘痛”范畴，是临床常见多发病，且病程缠绵，治疗上颇难。多因饮食失调，或忧思忿怨，肝郁化火，热灼胃阴，致胃黏膜受损；或脾虚失运，湿邪凝聚，湿郁日久，腐蚀胃体，日久不解，均可导致溃汤病的发生。临床常用的偏方、验方主要如下。

1. 清胃散治胃及十二指肠溃疡

［方　剂］　珍珠粉50克、广木香50克、人工牛黄粉10克。

［加　减］　如上腹疼痛较重时方中加延胡索50克。

［制用法］　研极细末和匀，用胶囊装每粒0.5克，每服2粒，日3次，食前1小时温开水送下。连服4周为1个疗程。如1个疗程溃疡尚未愈合可继续用。

［功　效］　胃及十二指肠溃疡、慢性胃炎所致胃热气滞之上腹疼痛或胀满嗳气、嘈杂泛酸者。珍珠粉制酸收敛，人工牛黄镇静清热解毒(消炎)，二者合用珠黄散有消炎促进溃疡愈合之功，木香理气解痉，加延胡索活血散瘀，加强理气止痛之效。

［验　证］　刘某某，男，45岁。就诊日期：1986年3月15日。上腹疼痛2年加重2周，伴嘈杂泛酸，有时脘部胀满嗳气，胃纳尚可。上消化道钡餐检查报告：胃小弯角切迹处溃疡。予上方服1周后痛止，嘈杂泛酸亦减，2周后嘈杂泛酸均解，4周后作上消化道造形复查：胃小弯龛形消失。

［备　注］　避免忧思恼怒七情刺激，忌食生冷酸辣油腻及不易消化之食物，注意勿过饱过饥，暴饮暴食以防复发。

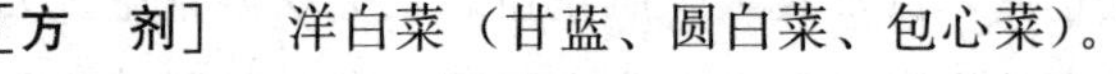

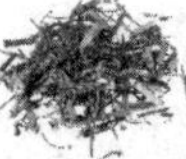

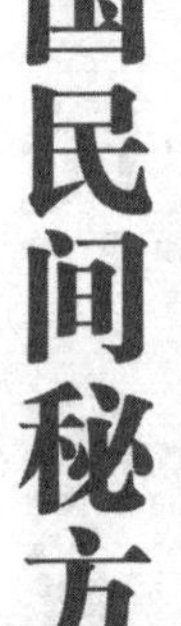

2. 洋白菜汁治胃溃疡疼痛

［方　剂］　洋白菜（甘蓝、圆白菜、包心菜）。

［制用法］　将洋白菜洗净，捣烂取汁。每次饮半茶杯。

［功　效］　清热散结。治胃及十二指肠溃疡疼痛，也是胃癌的预防药。

［验　证］　据《药学通报》介绍，用此方治疗 100 名胃溃疡患者，60％的患者服药后 2～5 天疼痛消失，90％的患者服药 7 天疼痛消失。

3. 止血汤治十二指肠溃疡出血

［方　剂］　煅乌贼骨 15 克研细冲服、白及粉 12 克冲服、地榆炭 15 克、仙鹤草 30 克、藕节炭 30 克。

［加　减］　大便干燥加生大黄 6 克或土大黄 15 克均可，上腹疼者加痛痉散入汤剂中服之，每次 1 克，日 3 次。

［制用法］　先将后 3 味煎 2 遍和匀，共约 200 毫升左右，日 3 次分服。待药液稍凉时将乌贼骨粉 5 克、白及粉 4 克和入调匀服之。过热则药粉溶化后凝成胶状影响疗效。

［功　效］　胃、十二指肠溃疡出血，呕血、便血等均可。乌贼骨粉、白及粉制酸收敛生肌止血；地榆炭、藕节炭凉血止血；仙鹤草收敛止血并有调补气血之功，故民间称为“脱力草”。数药合用有协同作用，可以增强止血效力。

［验　证］　张某某，男，45 岁。就诊日期：1970 年 10 月 15 日。患者有发作性上腹疼痛史、冬天发作较频，饥时为甚，进食后缓解，已延 5 年，曾先后呕血 2 次，X 线钡餐造影示胃小弯溃疡，近 1 周来上腹疼痛发作频繁，3 天前发生呕吐，吐物呈咖啡色，随之大便呈黑色，潜血试验（＋＋＋＋），血色素 8 克，系胃溃疡出血，予上方服 1 天呕血即止，3 天后大便转为黄色，潜血试验阴性。

［备　注］　*血止之后，仍须继续治疗溃疡病，以防复发。*

4. 止血散治十二指肠溃疡出血

［方　剂］　土大黄（大黄亦可）30 克、三七 10 克、白及 30 克。

［加　减］　大便干或秘结者用大黄，大便稀者用土大黄，嘈杂泛酸者加乌贼骨 30 克共研。

［制用法］　研极细末，每服 5～10 克，日 3 次，凉开水送下。

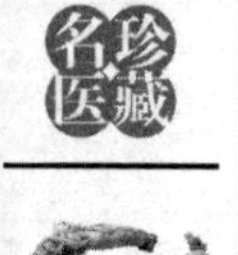

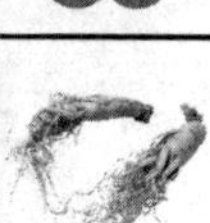

［适应证］ 胃、十二指肠溃疡出血，呕血，便血等均可。

［功　效］ 土大黄凉血止血，白及收敛生肌止血，三七祛瘀止血。大黄通便之力较土大黄为强但止血之力亦较强，乌贼骨制酸收敛。本方止血而无留瘀之弊。

［验　证］ 靳某某，男，35岁。就诊日期：1976年9月15日。患者上腹时感隐痛3年，诊为十二脂肠球部溃疡，于1周前上腹隐痛，大便黑色，潜血试验（＋＋＋＋），系上消化道出血，乃予上方，服3天后大便转为黄色，潜血试验阴性。

［备　注］ 大便转为黄色，潜血试验阴性后须继续服药3～4天以巩固疗效。

十七、肝炎、肝脾肿大

肝炎分慢性肝炎和急性肝炎，属祖国医学的“黄疸”，“湿阻”，“胁痛”，“虚证”和“痞积”等病范畴。在临床上较为常见，且病程缠绵，根治颇难。病由实致虚，终成肝郁脾虚，肝肾不足，脉络瘀阻等虚实挟杂的病理表现，肝压作痛，头昏乏力，面色少华，肝肿大，口苦肋胀，胃脘腹胀满，或纳谷不香，或形体消瘦，或便溏，或睡眠不佳、肝功能异常等。

1. 紫茄大米粥治黄疸型肝炎

［方　剂］ 紫茄子1千克，大米150克。

［制用法］ 将茄子洗净，切碎，同大米共煮粥。服数日。

［功　效］ 清热，祛湿。用治黄疸型肝炎。

［验　证］ 据《卫生报》反映，此方效果良好。

2. 南瓜治肝炎疗效惊人

［方　剂］ 南瓜粉适量。

［制用法］ 将南瓜蒂去掉，以手工或机械将南瓜粉碎成稀浆，用100目的网过滤，待滤液自然沉淀后，次日倾尽清水，取出晒干，并压碎成粉备用。每日冲食数次，可经久食用。

［功　效］ 治慢性肝炎、肝硬化、肾炎及糖尿病，有惊人的疗效。

［验　证］ 经化学成分分析，南瓜含脂肪，蛋白质，维生素B、C，葫芦巴碱，腺嘌呤，精氨酸，天门冬素，胡萝卜素，葡萄糖，蔗

糖，多缩戊糖及南瓜氨基酸等多种元素，对预防和治疗上述疾病的作用，已被公认。

3. 三草煎剂治疗急性病毒性肝炎

［方　剂］ 白花蛇舌草 30 克，金钱草 20 克，益母草 10 克。

［制用法］ 上药加水 600 毫升，浓煎去渣取汁 400 毫升，加糖适量，每天 3 次，每次服 100 毫升，连服 2 周为 1 个疗程。儿童剂量减半。

［功　效］ 清热解毒，利疸退黄，散结消肿。

［验　证］ 共治 93 例，治疗 1 个疗程后检查，治愈 90 例，显效 3 例，总有效率达 100%。3 年后，笔者随机对其中的 71 例作了追访，未发现慢性或迁延性肝炎病变及其他肝外损害，肝功能多次复查未见异常。

4. 泥鳅治疗急慢性肝炎

［方　剂］ 泥鳅若干条。

［制用法］ 泥鳅放烘箱内烘干（温度以 100℃为宜），达到可捏碎为度，取出研粉。每次服 15 克，每日 3 次，饭后服。小儿酌减。

［疗　效］ 用治急性或亚急性、迁延性肝炎。

［验　证］ 据《食物中药与便方》介绍，辽宁省盖城县医院用此方治疗传染性肝炎 35 例，其中黄疸型 32 例，病程最长者达 7 个月，通过 12～16 天的治疗，痊愈 33 例，明显好转 2 例。

5. 米醋猪骨汤治病毒性肝炎

［方　剂］ 米醋 1000 克，鲜猪骨 500 克，红糖 120 克，白糖 120 克。

［制用法］ 置锅内以醋共煮（不加水），沸后 30 分钟取出过滤。每次成人 30～40 毫升，小儿 10～15 毫升，每日 3 次，饭后服，1 个月为 1 个疗程。

［疗　效］ 用治急慢性病毒性肝炎。对有高热者不适用。

［验　证］ 经临床应用，治疗 15 例显效 12 例，好转 3 例，总有效率 100%。

6. 芜菁子治黄疸型肝炎

［方　剂］ 芜菁子。

［制用法］ 将菜子晾干，研末。以开水调服，每次服 10～15 克。

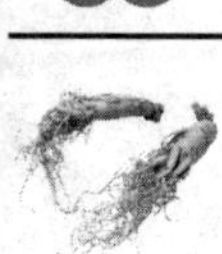

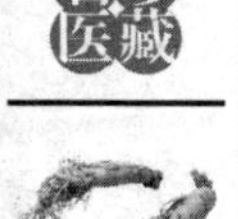

［功　效］　清热，祛湿，润肠。用治黄疸、便秘。

［验　证］　钱某某。女，37岁，患黄疸性肝炎，经服上方22剂愈。

7. 益肾清解汤治慢性乙型肝炎

［方　剂］　巴戟、肉苁蓉、制首乌各20克，仙灵脾、菟丝子、丹参、黄芪、白芍、黄柏各15克，虎杖、旱莲草各30克，晚蚕砂、郁金各10克。

［制用法］　水煎服，每天1剂。

［疗　效］　据医学杂志介绍用此法治疗6例乙肝病人，疗效很好。

［验　证］　彭某某，男，60岁，农民。不思食，恶闻油气，口渴，喜浓茶，心烦，腹胀，小便黄，精神不振，面色萎黄、暗滞，形瘦，经多方治疗，未能控制症状。后来采用"益肾清解汤"，服药30剂，上述症状消失，面色转华，形体转胖，精神佳，食量大增，小便清，能参加正常体力劳动，经多方化验为阴性，一切如平人。

8. 猪肝珍珠草汤防治肝炎

［方　剂］　猪肝60克，珍珠草30克。

［制用法］　共煮煎熟。可食肝饮汤，日服2次。

［功　效］　清热，利尿。用于防治病毒性肝炎。

［验　证］　据《老年报》报道，此方效果良好。

9. 猪油治肝脏肿大

［方　剂］　猪板油90克。

［制用法］　将猪板油溶化晾凉。1次饮服。

［功　效］　用于黄疸型肝炎之肝脏肿大。

［验　证］　据《江苏中医》介绍，某女患此症，令服猪油后，大便泻数次，肝肿即消，肋下亦不痛，隔数日黄亦退，后未再发。

10. 白丁香治黄疸

［方　剂］　白丁香（即雄雀屎）。

［制用法］　温开水化服之。

［功　效］　清热解毒。

［验　证］　据《食物疗法精萃》介绍，雄雀屎一名白丁香，一端细尖，一

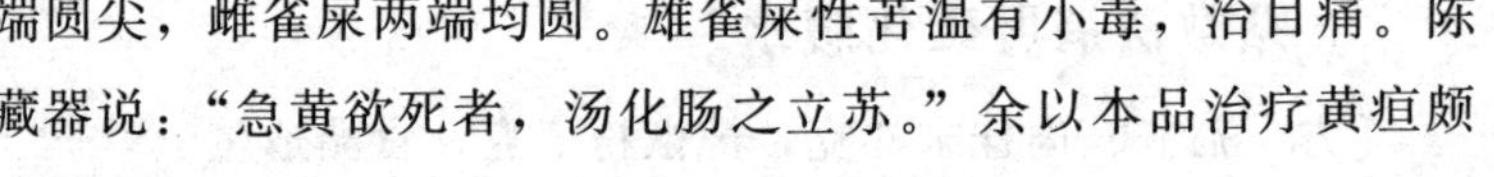

端圆尖，雌雀屎两端均圆。雄雀屎性苦温有小毒，治目痛。陈藏器说：“急黄欲死者，汤化肠之立苏。”余以本品治疗黄疸颇有效验。

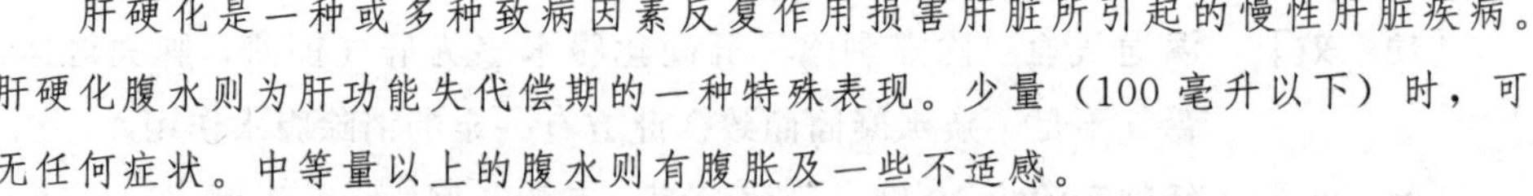

十八、肝硬化腹水

肝硬化是一种或多种致病因素反复作用损害肝脏所引起的慢性肝脏疾病。肝硬化腹水则为肝功能失代偿期的一种特殊表现。少量（100 毫升以下）时，可无任何症状。中等量以上的腹水则有腹胀及一些不适感。

1. 鲫鱼赤小豆治肝硬化腹水

［方　剂］　鲫鱼（或鲤鱼）1 条（约 500 克），赤小豆 500 克。

［制用法］　将鱼去鳞及内脏，同赤小豆加水共煮至烂熟，不加任何调料。每晨服用，只趁热饮汤，不吃鱼、豆，连续服饮。

［功　效］　利水消肿。用治肝硬化腹水，久服排尿量明显增加。

［验　证］　据《新中医》介绍，本方治疗腹水疗效极佳。

2. 葱白外用治肝腹水

［方　剂］　连头葱白 5 根，甘遂末适量。

［制用法］　葱白捣烂，加入甘遂末拌匀，再捣。使用时，脐部先用醋涂擦，以防止感染和刺激皮肤，然后将药适量敷在肚脐上，再用纱布覆盖，固定即可。一般 2～4 小时即能排尿或排稀水便。

［功　效］　泻水通阳。葱白味辛性平。可通阳利水，宣通脉络，治小便闭胀；甘遂味苦，性寒，泻水逐饮，治大腹水肿。二药一苦一辛，合用外敷，消腹水有良效。

［验　证］　据《赤脚医生》1977 年第 9 期介绍典型病例：张某，男，成人，患肝硬化腹水如鼓，大便不解，小便不利。用上方敷肚脐，3 小时小便自利。后以调理肝脾而腹水消尽治愈。赵某，男，成人，患肝硬化腹水，大便不解，小便不利，腹胀甚剧。用上方 3 次，腹水消尽。后以调理肝脾为主，使疗效得以巩固。

［备　注］　据《中药贴敷疗法》介绍，如无甘遂可用商陆代替，中药房有售。文中指出，如病人畏寒怕冷，可加少量肉桂粉，对症疗之。

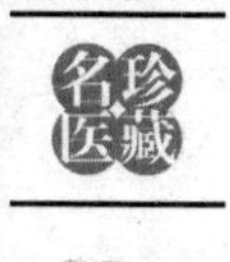

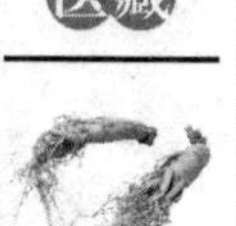

3. 贴敷法消肝硬化腹水

［方　剂］　肉桂末6克，辣椒粉6克，食醋适量。

［制用法］　用食醋将药末混合调匀，折成3块小饼。分别外敷于神阙穴（脐窝处）和双侧曲泉穴（位于膝部内侧膝横纹凹陷处），外以胶布或伤湿膏粘贴固定。每日更换药饼1次。一般敷药3次后即可见效。

［功　效］　温通气血，除滞利水。肝硬化腹水多为肝气郁滞，脾失健运，肾气不足，痰水凝固而致。此方有一定的消除腹水作用。

［验　证］　经临床治疗10例，显效6例，有效3例，无效1例。

4. 西瓜疗法治多种腹水

［方　剂］　西瓜1个，砂仁120个，大蒜瓣250克（去皮）。

［制用法］　将西瓜顶端开一小盖，去瓜瓤不用，留瓜皮，纳入砂仁和大蒜，再把小盖盖好封严。然后用和好的黄泥涂裹西瓜，成为大泥球，置日光下晒干再置木柴火堆上架起烘烤（禁用煤火）。去泥，将瓜干研成细面，备用。每日早晚各服1.5克，白开水送下。腹水消退后禁忌食盐及西瓜。

［功　效］　清热利尿。用治肝硬化腹水、营养不良性水肿、肾炎腹水等。

［验　证］　据《家庭保健》介绍疗效理想。

5. 猪胆绿豆丸治肝硬化腹水

［方　剂］　猪胆4个，绿豆面500克。

［制用法］　将猪胆阴干或烘干，研末，同绿豆面加水捏成豆丸。每服6～9克，每日3次，服完为止。

［功　效］　疏肝健脾、利二便。用治肝硬化腹水。

［验　证］　据《常见药用食物》介绍，某男，患肝硬化腹水3年，服上方后症状基本消失。

十九、哮　喘

天气聚变、空气潮湿或是气压低时，最易诱发哮喘，患者异常敏感，发作时间并无规律，有的是夏发，有的是冬发，也有四季常发。

其症状就是气急，上气不接下气，不仅呼吸困难，且带喘声，喉中咻咻作响，胸喉之间，顽痰瘀积梗塞，有的兼有咳嗽。患者面色苍白，甚至发青发紫，眼球突出，冷汗淋漓，坐卧不宁，睡眠不安，有的因呼吸困难而言语不便。

此症致病原因，大致分为二种。一为心病性气喘，是因心脏有病而起。每个人心脏的收缩力量是不同的，心脏收缩力量小的人，心脏在跳动时期输送出去血液就不多，也不能把血管内的血液顺畅的推进向前，于是，有些血液便散布在肺部或是其他肢体各部门为患。血液在心脏内排出不多，稍劳动，便感心跳，血液如散在肺里，便会通过神经起反射作用，引起大、小支气管收缩起来，空气通过便有困难，兼之肺里积有郁血，肺的呼吸面积缩小，就发生呼吸困难而气喘。例如有心脏病的人，因血液循环不好，血液散积在脚或腿时，会使血管肿胀，血液便从血管的疏松处渗入皮下，以致腿脚肿起，所以，心脏病患者皆可能患水肿。肺里积聚血液，自会引起哮喘，这是很自然的。

另一种是支气管性气喘，这纯粹是支气管本身所引起的毛病，每个人的支气管对外来及内在的物质，其感觉也不同，有的人闻到某一种气味，神经就能反射到支气管发生变化，也有的吃到某种食物，也会如此，例如逢吃到咸味的食品，喉头沾着咸味，哮喘便会发作，这是“咸哮”；有的人会因闻到煎糖的气味，促使哮喘发作，便称“糖哮”；或是油炒洋葱、烟熏鱼、油炒辣椒时，闻到热锅发出的气息，便大发“油哮”，这是敏感性的症状。也有因已身的某种慢性病变分泌出来的毒素，也会起敏感作用，于是使引起支气管的收缩，而呼吸困难，形成为哮喘。

哮喘二字虽连称；但疾病不同，哮是喉中有痰，喘则胁肩呼吸急促，与哮各异，普通的哮症多兼有喘，有喘者有不兼哮者，故种类多，大都是因气管狭窄，肺部弹力不够与持久性痉挛，或黏膜肿胀及分泌物障碍呼吸而成。

1. 平喘丸治咳喘

[方　剂]　曼陀罗花（或叶）30克、炙远志150克、甘草150克、地龙150克。

[制用法]　研极细末，炼蜜为丸，每粒3克，每次服1粒，1日3次。

[功　效]　解痉平喘豁痰，润肺止咳。

[验　证]　王某某，女，35岁。就诊日期：1958年1月10日。哮喘反复发作3年，3天前因受凉后鼻痒涕多，哮喘阵作，胸闷气粗，夜间较重不能平卧，痰白而多，咳吐不爽，舌苔白腻，脉弦滑，听诊满肺哮鸣音，予平喘丸1粒日3次，第2天哮喘渐减，

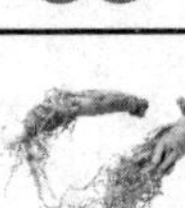
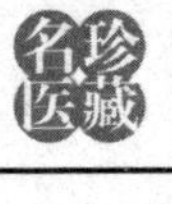

第4天缓解，咯痰亦少。

［备　注］　痰热盛者忌用。毒副反应有：口干，头晕眼花，心跳加快，有青光眼及前列腺肥大者忌用。

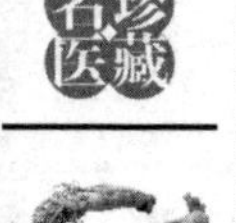

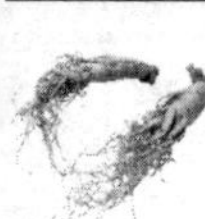

2. 萝卜鸡蛋治慢性哮喘

［方　剂］　红卞萝卜1.5千克，鸡蛋、绿豆适量。

［制用法］　①冬至时日买红卞萝卜，去头尾，洗净，用无油污洁净刀切成3毫米厚的均匀片，再以线穿成串，晾干后收藏好。②每次取萝卜干3片，鸡蛋1个，绿豆6克，共放入锅内，加水煮30分钟至豆熟烂。③服时剥去鸡蛋皮，连同萝卜、绿豆及汤一起吃下。从三伏第1天开始服用，每日1次，连续用30天。

［功　效］　止咳平喘。治慢性气管炎和支气管哮喘。

［验　证］　杨某某，男，56岁，多年哮喘，求医数年，各种药方均用，一直不能除根，后用该方数年未犯。

［备　注］　①方剂中的食物原料，只能选用这种“卞萝卜”，不能用其他萝卜代替。②烹制和服用时，不要加其他佐料。用砂锅或搪瓷器皿煮制，不能用金属锅或油污容器。③饭前空腹食，早晚均可。④制作时间以冬至这一天为最理想，“三伏”即指头伏第1天至末伏最后1天这段时间。

3. 柚子皮百合汤治哮喘

［方　剂］　柚子1个（约1000克重，去肉留皮），百合125克，白糖125克。

［制用法］　将上述3味加水60毫升，煎2～3小时。分3次服完，每日1次，每服3个柚子为一疗程。儿童减半。

［功　效］　补脾虚、清肺热、消痰涎。用治陈久咳嗽、痰多，哮喘，肺气肿等。

［验　证］　经临床实践治疗34例，显效25例，有效6例，无效3例，总有效率95.5%。

［备　注］　服药期禁忌食油菜、萝卜、鱼虾。

4. 南瓜姜麦芽汁治哮喘

［方　剂］　南瓜5个，鲜姜汁60克，麦芽1500克。

［制用法］　将南瓜去子，切块，入锅内加水煮极烂为粥，用纱布绞取汁，

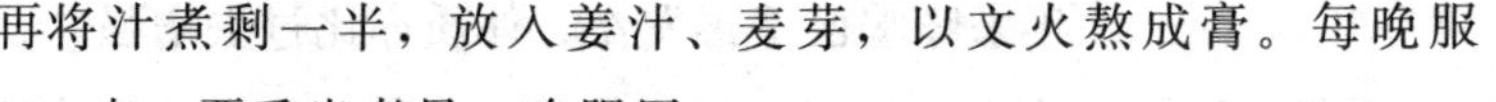

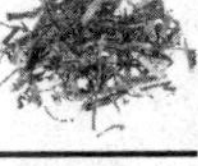

再将汁煮剩一半，放入姜汁、麦芽，以文火熬成膏。每晚服150克，严重患者早、晚服用。

［功　效］平喘。用于多年哮喘，入冬哮喘加重者。

［验　证］据《中医效方精选》介绍，某患者哮喘10年，曾用多种方法治疗无明显效果，后服此方3天见效，服81天痊愈。

5. 敷麝香蒜泥止咳平喘

［方　剂］麝香1～1.5克，紫皮蒜10～15头（所用头数随患者年龄及蒜头大小而定。）

［制用法］麝香研成细末。蒜皮捣为烂泥、农历五月初五（即端午节）中午近12时，患者俯卧，用肥皂水、盐水清洁局部皮肤。中午12时整，将麝香末均匀撒在第7颈椎棘突到第12胸椎棘突的区域内，继将蒜泥复于麝香上，60～70分钟后将麝香及蒜泥取下，清洗局部，以消毒硼酸软膏涂上，再敷一塑料薄膜，并以胶布固定。大部分患者做1次哮喘即减轻，有的不再发作。为巩固疗效，可连续贴治3年。

［功　效］补益散结，止咳平喘。治陈久性哮喘。

［验　证］经用本方医治的184例中，观察不满2年者共72例，治疗结果：半年以上无哮喘发作者35例，偶有发作，但症状减轻者23例，发作次数减少或症状减轻者10例，无效4例。近期总有效率为99.4%。典型病例：王某，男55岁，于1954年春季始发哮喘。虽经中西医治疗，病情仍日渐加重，四季发作，秋季尤重。患者曾患过敏性鼻炎，对花粉及灰尘过敏。其外祖母及母亲均患哮喘。患者常因气候变化、受寒、潮湿及气压低诱发哮喘，发作前预感胸闷异常，发作时呼吸急促，大汗淋漓，面色苍白，口唇发绀，张口抬肩，喉中痰鸣，喘息不能平卧，有时彻夜不寐。每年均需住院治疗。1959年6月至1960年4月曾在广州治疗，胸片检查为中度肺气肿。1961年端午节患者开始用此方治疗，用后顿感呼吸通畅，不憋气，胸部轻松，喘息消失，脊背再不感发凉，全身舒适，哮喘发作日渐减轻，次数减少，自1961年治疗后未再住院。1966年以来，每日坚持上班，至1981年6月20日随访时间已达20年。患者自述10

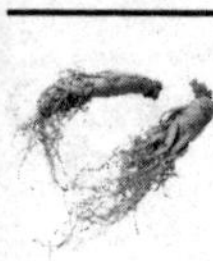
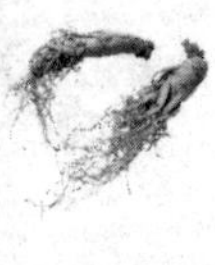

年来哮喘已不再发作，体质亦比过去增强。

［备　注］　方见《陕西中医》1983 年第 4 卷第 3 期。又据《中药贴敷疗法》按语介绍：有麝香和蒜泥敷贴区内，分布有大椎、风门、肺俞、膏肓俞、心俞、膈俞诸穴，大都交于交感神经链的附近，正是治疗肺部疾患的有效穴位。膀胱经又主一身之表，为人身之藩篱；督脉统一身之阳，为阳脉之海，麝香蒜泥敷贴后可通太阳经及督脉，有振阳而养外之作用。敷贴选在端午节中午 12 时，是根据祖国医学的"春季养阳"的治则而定的。

6. 定喘烟

［方　剂］　曼陀罗花（或叶）（又名洋金花）。

［制用法］　上药切成细丝，用薄纸卷烟每支约重 1 克。哮喘发作时点燃吸烟，喘平即止。每次最大用量 0.1～0.2 克，不可过量，谨防中毒。

［功　效］　止咳平喘，具有抑制呼吸道腺体分泌、松弛支气管平滑肌和加强排痰的作用。

［验　证］　杨某某，男，50 岁。就诊日期：1970 年 3 月 15 日。哮喘反复发作已 12 年，每逢冬季，受凉或感冒后诱发。3 天前受凉，先是鼻痒嚏多继则哮喘痰鸣，痰多稀白，不能平卧，舌苔薄白，脉象弦滑。已服宣肺平喘之剂，疗效不佳，予定喘烟吸入，每天 3 次，每次 1/5 支，第 1 次吸后约 5 分钟缓解，半天后发作再吸约 5 分钟又止，连续吸烟 2 天后发作停止。

［备　注］　痰热盛者忌用。毒副反应有：口干，头晕眼花，心跳加快，有青光眼及前列腺肥大者忌用。

7. 宁肺丸治疗支气管哮喘

Ⅰ号宁肺丸

［方　剂］　海藻、昆布、蛤粉各 150 克，北沙参、百合、生地、玄参、茯苓、黄芩、钩藤、紫河车各 90 克，党参、黄芪、枇杷叶、半夏、陈皮、百部、杏仁、桔梗、蒌皮、马兜铃各 60 克，旋覆花、麻黄各 45 克，瓜蒌仁 450 克，白果 100 粒，小青蛙（干品）300 克。

［制用法］　炼蜜为丸，每天服 2 次。

[功　效]　平喘止咳。

Ⅱ号宁肺丸

[方　剂]　生地、礞石、桃仁、钩藤各150克，大黄、大海子、陈皮、黄芩、党参、南沙参、白芍、紫河车各90克，昆布、蛤粉、海藻各120克，瓜蒌仁500克，柴胡45克，当归、麻黄各60克，石膏180克，青黛9克，小青蛙（干品）300克。

[制用法]　炼蜜为丸，每天服两次。

[验证一]　陈某某，男，45岁，干部。患支气管哮喘5年，于1970年9月给Ⅰ号宁肺丸1500克分服。服后1年内未发作。翌年起每年秋季起给药1500克分服，连续3年，至1977年11月追访，7年未见复发。

[验证二]　王某某，男，16岁。自4岁起患支气管哮喘，每月反复发作，夜间更甚，气候转变症状加重，常年服药，未见显效。1996年先后按上法分服Ⅱ号宁肺丸500克，服药期间未再发作。于同年按上法续服500克，以后未服他药，至今10年未见复发。

自1966年起10年间，共制宁肺丸50万余克，供门诊治疗支气管哮喘之用，接受治疗数百例（随访2～5年40余例），病情多获得改善，不少病例多年未见复发。

二十、肺　痈

肺痈是指因风热邪毒壅滞于肺，热壅血瘀，蕴毒成痈，导致肺叶生疮、溃脓的内痈病证，首载于《金匮要略》。其核心病机为外感风热或素有痰热，郁而化火，瘀阻肺络，血肉腐败而成脓。临床以成痈期高热振寒、咳喘胸痛、咯痰腥臭，溃脓期咳吐大量脓血痰（状如米粥）为特征性表现。治疗以清热解毒、化瘀排脓为基本原则。

1. 云母膏治肺痈

[方　剂]　云母、焰硝、甘草各128克，槐枝、桑白皮、柳枝、侧柏叶、橘皮各64克，川椒、白芷、没药、赤芍、肉桂、当归、黄芪、血竭、菖蒲、白及、川芎、白薇、木香、防风、厚朴、桔梗、柴胡、党参、苍术、黄芩、龙胆草、合欢皮、乳香、茯苓各

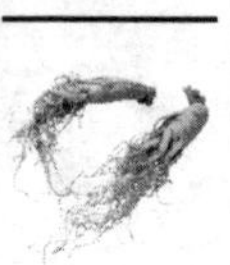

15 克。

[制用法]　麻油熬，黄丹收，加松香 32 克搅匀。用时每取适量，贴敷患处，外以纱布盖上，胶布固定。每日换药 1 次。

[功　效]　清肺、化痰、清瘀、排脓、兼以补虚。

[验　证]　屡用神效。

[备　注]　引用《理瀹骈文》

2. **腊八蒜治肺痈**

[方　剂]　陈醋、大蒜。

[制用法]　我国民间农历腊月初八有用醋泡“腊八蒜”之习俗，用这种陈醋泡过的腊八蒜，每天佐餐或早晚食蒜数瓣并饮醋 1 盅。

[功　效]　宣窍通闭，解毒消炎。用治肺痈。

[验　证]　经《家庭医生》杂志介绍以上两方，效果理想。

3. **石榴花、夏枯草治肺痈**

[方　剂]　白石榴花、夏枯草各 50 克，黄酒少许。

[制用法]　白石榴花与夏枯草同煎汤。服时加少许黄酒饮用。

[功　效]　清肝火，散瘀结，消炎。用治肺痈、肺结核。

4. **猪肺萝卜汤清热补肺**

[方　剂]　猪肺 1 具（去气管），青萝卜 2 个。

[制用法]　洗净，切块，加水共煮熟，分次服食。

[功　效]　清补肺经，消肿散瘀。用治肺脓肿。

[验　证]　据《健康报》读者反映，该法效果很好，值得推广。

二十一、肾　炎

肾盂肾炎，又分急性与慢性两种，急性肾盂肾炎的病变部位、主要在肾盂，这种肾脏炎症是肾盂直接被细菌感染而引起的，所以是一种化脓性炎症；若不及时治疗，即转变成慢性肾盂肾炎。

急性肾盂肾炎主症为高热、寒战、腰痛、伴尿急、尿频、尿痛、口干便结、舌红、苔黄腻、脉滑数，宜用清热利湿之验方。

1. **消风散治疗急性肾炎**

[方　剂]　防风、荆芥各 8 克，生石膏、茺蔚子、苦参、大力子各 10 克，

知母、生白术、当归各6克，蝉蜕5克，木通4克。

［制用法］ 水煎服，每日1剂。

［功　效］ 疏风清热，除湿利水止痒。共治30例，疗效满意。

［验　证］ 读《浙江中医杂志》1986年第9期金明星氏所撰“消风散治疗急性肾炎30例”一文，颇受启发。试用于临床，确获良效。如陈某，男，14岁。7天前感冒发热、咽痛，近日发现眼睑及周身浮肿，时咳，身倦乏力，小便短赤；舌红、苔薄黄，脉浮数。血压16/9.5千帕。尿检：尿蛋白（＋＋＋），红细胞（＋＋），白细胞（＋），颗粒管型少许。证属风热伤肺，肺失宣疏，水溢肌肤之风水证。治宜疏风泄热，利湿消肿。予消风散加减。处方：荆芥、防风、大力子、茺蔚子、苦参各9克，生石膏、生地各10克，知母、苍术、当归各8克，蝉蜕、木通各5克，茯苓皮12克，甘草4克。水煎服，每日1剂。服6剂，尿量增多，浮肿消退。尿检：尿蛋白（±），红细胞少量。继服原方7剂而愈。随访半年，尿检正常。

2. 加味黄芪粥治肾炎

［方　剂］ 黄芪、生薏仁、糯米各30克，赤小豆15克，鸡内金（研末）9克，金橘饼2枚，或酌情加入白茅根40克，六月雪12克，紫丹参10克。

［制用法］ 先以水600毫升煮黄芪20分钟，去渣，次入苡仁、赤小豆煮30分钟，再入鸡内金，糯米，煮熟成粥。如加入白茅根等药，可与黄芪同煮。此为1天量，分2次服，食后含服金橘饼。

［疗　效］ 治肾炎效果甚好。

［验　证］ 所治8例中，男6例，女2例，年龄35～75岁；初发6例，复发2例；病程最长1.5年，最短6个月。伴贫血3例，心律失常1例。蛋白尿在＋～＋＋＋之间，红细胞在＋～＋＋＋＋之间，血红蛋白在6～11g之间。服药1月后复查，若蛋白尿消减，则持续服用1～2个月；尿蛋白完全消失后，仍继续服用3个月以巩固疗效。经治疗后，8例患者均获临床治愈，症状消失，所有化验指标均在正常范围内，且能参加轻体力劳动。从药物及临床分析，此方对肾阳虚、肾气不足者，疗效较好。

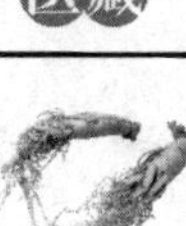
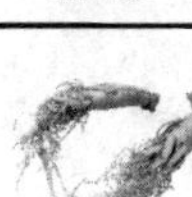

3. **二白汤治肾炎**

［方　剂］　白花蛇舌草、白茅根、旱莲草、车前草各 9～15 克。

［制用法］　将上药水煎，分 2 次口服，每日 1 剂。1 周为 1 个疗程。

［验　证］　用上药治疗急性肾炎患者 50 例，其中治愈 40 例，好转 10 例，浮肿一般在 2～7 天内完全消退。

4. **复方地肤子汤治疗急性肾炎**

［方　剂］　地肤子 15 克，荆芥、苏叶、桑白皮、瞿麦、黄柏、车前草各 10 克，蝉蜕 10 只。

［制用法］　水煎服，每天 1 剂。

［功　效］　曾治 79 例，其中治愈 62 例、好转 16 例、无效 1 例。总有效率 98.7%。

［验　证］　笔者拜读《新中医》1975 年第 5 期刊登广东省蕉岭县中医院钟思潮老师写的“复方地肤子汤治疗小儿急性肾炎”一文后，10 多年来用此方治疗该病 32 例，痊愈 24 例、好转 5 例、无效 3 例（为中途转医者 2 例、转院 1 例），有效率达 90%。只服此方不使用他药作辅疗者 15 例（其中痊愈 12 例、好转 3 例）；加用青霉素作辅助治疗的 17 例（其中痊愈 12 例、好转 2 例、无效 3 例）。最多服药 7 剂，最少 2 剂。本方最适宜小儿急性肾炎患者，均用于 15 岁以下的儿童。在临床 32 例患者中，有 1 例（17 岁）诊治无效，年龄越小疗效越佳。

［备　注］　现代医学认为本病是变态反应性疾病。复方地肤子汤可能有抗过敏的作用。过去常用本方治疗荨麻疹，亦有显著疗效。查《现代中药学》（叶橘泉著）有地肤子方（地肤子、桑白皮各 10 克，浮萍 8 克，木贼叶 6 克）治皮肤性肾脏炎的介绍。本方用地肤子苦寒入膀胱经，消皮肤之风邪为主药，佐以车前草利尿，瞿麦治血尿，黄柏清下焦湿热，蝉蜕、荆芥轻清散风邪，少佐苏叶以散寒，收到发汗利尿、清热除湿之功效。应用本方时可随病情加减药量。如病势较急，地肤子之用量可增至 18 克；血尿较重可加重瞿麦；蛋白尿较重可加重苏叶、蝉蜕的用量；尿中白细胞较多者可加连翘，并加重黄柏的剂量；管型较多者可加石苇。

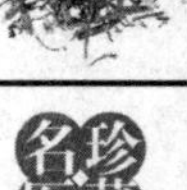
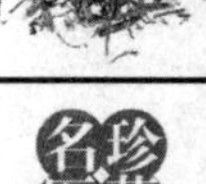
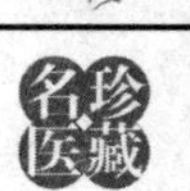
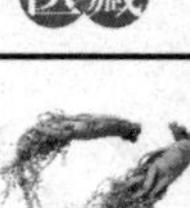
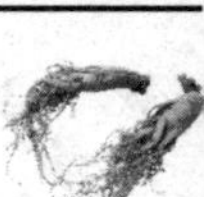
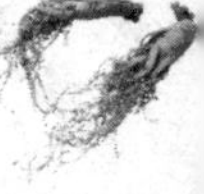

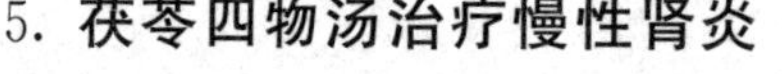

5. 茯苓四物汤治疗慢性肾炎

［方　剂］　苍术、茯苓、猪苓、泽泻、官桂少许，当归、川芎、白芍、生地（原书无剂量）。

［加　减］　笔者常将白芍易赤芍，并加滑石、芦根；红细胞多者加生蒲黄；急性肾炎热象显著者加蒲公英；病久肾虚明显者加二至丸。

［制用法］　水煎服。

［疗　效］　治慢性肾炎疗效甚佳。

［验　证］　祝某某，男，21岁，1983年2月15日诊。患慢性肾盂肾炎半年，腰痛浮肿，尿频尿痛短赤，纳少，舌淡红苔薄白，脉弦滑。尿常规：脓细胞（＋＋）、白细胞（＋＋＋＋）、红细胞少许。投茯苓四物汤加减，自觉症状消失，但尿白细胞或脓细胞波动于（＋～＋＋）。笔者鉴于患者求愈心切，改投清利下焦湿热的龙胆泻肝汤加减，3剂后胃脘不适、呕吐频作、尿常规转差。暂投和胃止呕之剂，并用庆大霉素等，治疗5天未见好转。遂以投茯苓四物汤加减，数天后症状消失，20天后尿检正常，方悟守方的重要。患者至今未复发。

［备　注］　引自1984年《医学文选》10。

6. 白茅根、益母草等治肾炎

［方　剂］　白茅根50克，益母草、泽泻、半边莲各20克，大腹皮15克。

［加　减］　风寒侵袭型加麻黄、苏叶15克；水湿浸渍型加木通20克，茯苓25克，桂枝15克；湿热蕴结型加蒲公英、竹茹各15克，生地25克；腹胀、便秘或有氮质血症者加槟榔、二丑、厚朴、大黄、芒硝；血压持续不降者重用黄芪（50克以上）、人参、川芎；蛋白尿始终不消者加黄芪、石苇、大黄、泽泻；尿中持续见红细胞者加生地榆、生柏叶；有血瘀征象者加丹参、川芎；合并咽炎者加金银花、蒲公英、生地；伴恶心者加竹茹、半夏。

［制用法］　将上药水煎，每日1剂，早、晚各服1次。

［验　证］　用上方治疗急性肾炎患者110例，治愈87例，显效14例，有效9例，其中，经1～2周治愈者54例；3～4周治愈者17例；4周以上治愈者16例。治愈时间最长者45天，最短者7天，

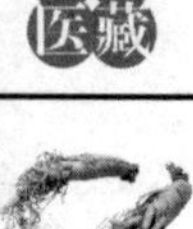
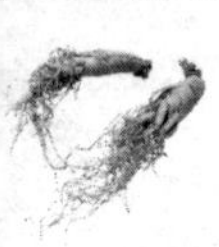
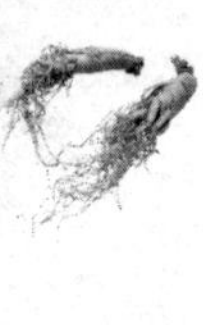

平均为 25 天。

7. 蜈蚣鸡蛋为主综合治疗慢性肾炎

［方　剂］ 1. 蜈蚣 1 条，新鲜鸡蛋 1 个。将蜈蚣焙干为末；在新鲜鸡蛋气室端打一小洞，纳入蜈蚣末搅匀，外用温纸及黄泥包裹，放灶内煨熟，每日服 1 个，1 个月为 1 疗程，隔 3～5 天再进行下 1 疗程。一般服 2 个疗程停药。

2. 中药基本方：黄芪 20 克，党参、生地、泽泻、车前子、益母草各 15 克，枸杞子、女贞子、菟丝子、丹皮各 10 克，蝉蜕 6 克，赤小豆 30 克。

［加　减］ 兼血瘀者重用益母草 30 克，加丹参、红花；兼肾阳虚者加葫芦巴、熟附子、仙灵脾；兼脾阳虚者适当减少滋阴药，另加干姜、鸡内金；兼肝肾阴虚，肝阳上亢者加钩藤、怀牛膝、石决明；兼感冒诱发者，先以越婢加术汤或其他感冒药治疗，表证解后复用基本方加减治疗。

［制用法］ 每日 1 剂，1 个月为 1 疗程，一般服 2～3 个疗程后改为 2 日 1 剂，巩固疗效，须 3～4 个疗程善后调理。

［功　效］ 以本法治疗 40 例慢性肾炎，缓解（临床症状消失，小便常规正常，尿蛋白定性连续 6 个月阴性，尿素氮、肌酐正常）13 例，显效（临床症状基本消失，尿常规接近正常，尿蛋白定性±～＋，肾功能明显好转，尿素氮 10.71mmol/L 以下，肌酐 176.8～265.2mmol/L）17 例，好转（临床症状减轻，尿蛋白减少，定性＋～＋＋，肾功能有改善）6 例，无效 4 例。

［验　证］ 李某，女，7 岁，1990 年 8 月患者父母发现女儿浮肿，精神不佳。经徐州市某医院诊为肾病综合征。因住院困难，回本地就医，经中西医多方治疗 4 月余无效。浮肿显著，腹大如鼓，眼圈青黑，尿蛋白（＋＋～＋＋＋＋），管型（＋～＋＋），血 WBC20×10^9/L。于 1990 年 11 月，经用激素、布洛芬等及中药治疗，浮肿虽消，但尿蛋白下降不理想（＋＋～＋＋＋）。余投蜈蚣鸡蛋每天 1 个，服用至第 8 个蜈蚣鸡蛋时尿蛋白转阴。巩固治疗 1 周后改隔天服 1 个，疗程间歇为 10 余天。随访症状消失，尿蛋白阴性，至今半年无复发。

［备　注］ 慢性肾炎病程漫长，容易复发，正虚邪恋，治疗上当以扶正祛邪为大法。我们采用三联疗法（蜈蚣鸡蛋＋中药＋激素）有效

率达90%，提高了缓解率，降低了复发率。观察到蜈蚣鸡蛋对利尿、消除蛋白效果较好。

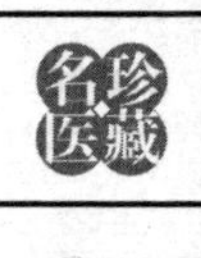

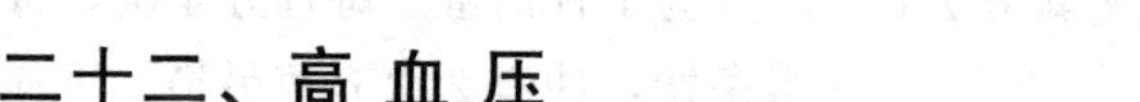

二十二、高 血 压

高血压是指动脉血压过高，即舒张压超过12千帕（90毫米汞柱），或收缩压在40岁以前超过18.7千帕（140毫米汞柱）。可分为原发性高血压（高血压病）和继发性高血压（症状性高血压）两大类。前者是一种病因尚未完全明了的以动脉血压增高为主要表现的常见疾病，属中医的“头痛”、“眩晕”范畴；后者是由于某些疾病引起，作为这些疾病的主要症状之一。本节主要讨论前者。

1. 花椒蛋治高血压

［方　剂］　鹅蛋1个，花椒1粒。

［制用法］　在鹅蛋顶端打一小孔，将花椒装入，面糊封口蒸熟。每日吃1个蛋，连吃7天。

［功　效］　清热解毒。

［验　证］　据《老年报》介绍，本方具有预防保健作用。

2. 醋浸花生米治高血压

［方　剂］　生花生米、醋各适量。

［制用法］　生花生米（带衣者）半碗，用好醋倒至满碗，浸泡7天。每日早晚各吃10粒。血压下降后可隔数日服用1次。

［功　效］　清热、活血。对保护血管壁、阻止血栓形成有较好的作用。

［验　证］　石某某，男，55岁，患高血压3年，长期服用本方，收效甚佳。

3. 玉米须煎饮治高血压

［方　剂］　玉米须60～80克。

［制用法］　将玉米须晒干，洗净，加水煎。每日饮3次，坚持服用。

［功　效］　利尿，利胆，止泻。玉米须中含有大量钙、鳞、铁等微量元素，并含有丰富的谷氨酸，可促进脑细胞的新陈代谢，有利于人体内的脂肪与胆固醇的正常代谢。对治疗高血压病及慢性肾炎，有很好的作用。

［验　证］　经临床治疗51例，有效45例，好转6例，总有效率100%。

4. 金银菊花汤治高血压

［方　剂］　金银花、菊花各24～30克。

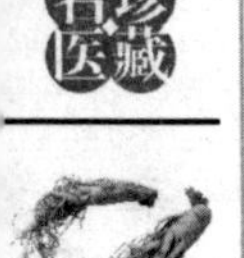
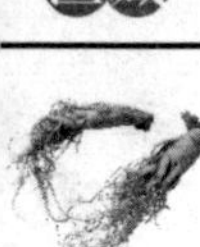

［加　减］　若头晕明显者，加桑叶 12 克；若动脉硬化、血脂高者加山楂 24～30 克。

［制用法］　本方为 1 日剂量。每日分 4 次，每次用沸水冲泡 10～15 分钟后当茶饮，冲泡 2 次弃掉另换。可连服 3～4 周或更长时间。

［疗　效］　治高血压有奇效。

［验　证］　用上药治疗高血压患者 46 例（其中单纯高血压病 27 例，单纯动脉硬化症 5 例，高血压伴有动脉硬化 14 例）。服药 3～7 天后头痛、眩晕、失眠等症状开始减轻，随之血压渐降至正常者 35 例，其余病例服药 10～30 天后均有不同程度的效果。

5. 向日葵叶汤降血压

［方　剂］　鲜向日葵叶 120 克。

［制用法］　洗净煎汤。每日 3 次分服。

［疗　效］　治高血压。

［验　证］　《江西中医药》介绍：一男性，年 67 岁，患高血压，头晕眼花、四肢瘫痪、语言謇涩、神志欠清、体温偏高。经连服本品煎剂 10 余天，血压、体温均恢复正常。

6. 鲜西红柿治高血压

［方　剂］　鲜西红柿 2 个。

［制用法］　将西红柿洗净，蘸白糖每早空腹吃。

［功　效］　清热降压、止血。

［验　证］　周某，女，60 岁，长期服用本方，未发现高血压征象。

7. 中药敷贴涌泉穴治疗高血压

［方　剂］　桃仁、杏仁各 12 克，栀子 3 克，胡椒 7 粒，糯米 14 粒。

［制用法］　上药共捣烂，加 1 个鸡蛋清调成糊状，分 3 次用。于每晚临睡时敷贴于足心涌泉穴，白昼除去。每天 1 次，每次敷 1 足，两足交替敷贴，6 次为 1 疗程。3 天测量 1 次血压，敷药处皮肤出现青紫色。

［疗　效］　有降压特效。

［验　证］　刘某某，女，47 岁，1981 年 5 月 16 日就诊。患高血压 8 年，长期服降压药收效不佳。头痛胀昏，头面烘热，手足心热，血压 22.7/14.7 千帕，舌红，苔薄白，脉弦细。停服降血压中西药，采用本法治疗。同年 5 月 21 日复诊，自觉症状减轻。同年 5 月 29 日三诊，除轻微头痛外，其他症状消失，血压 18.7/

11.7 千帕。停用敷贴药物，至 1982 年 6 月曾多次复查血压，均在 18.1～18.7/11.7～12 千帕之间，一般情况良好。

8. 松花蛋菜粥用治高血压

［方　剂］　松花蛋 1 个，淡菜 50 克，大米 50 克。

［制用法］　松花蛋去皮，淡菜浸泡洗净，同大米共煮作粥，可加少许盐调味。食蛋菜饮粥，每早空腹用。

［功　效］　清心降火。治高血压、耳鸣、眩晕、牙齿肿痛等。

［验　证］　据《卫生报》介绍本方深受广大群众喜爱。

9. 西瓜皮草决明汤降血压

［方　剂］　风干西瓜皮 30 克，草决明 15 克。

［制用法］　加水煎汤。代茶饮。

［功　效］　清热散风。

［验　证］　据《卫生报》介绍，本方疗效很好。

10. 白矾治痰厥和高血压

［方　剂］　以白矾 60 克，米泔水一大煲。

［制用法］　煮热至白矾溶化后，乘温浸双足。

［疗　效］　降压效果奇佳。

［验　证］　刘某某，女，53 岁。单用白矾米泔热水浸脚 10 分钟后，收缩压降低 4.00 千帕斯卡、舒张压降低 2.67 千帕斯卡，自觉舒服。其夫惊叹比服一般降压药效果还好。一老妪，患支气管哮喘，呼吸困难，面色苍白，即取白矾 10 克捣碎开水溶化，徐徐饮下，片刻患者呼吸轻松，病减大半，日后常以白矾冲服，同时服二陈汤加减，历经半年治疗而愈。

［备　注］　必须用米泔水煮溶白矾效果才好。有些体瘦病人用开水溶浸后，自觉胸中不适，而用米泔水无此感觉，机制待探。

11. 拌菠菜海蜇解头痛面赤

［方　剂］　菠菜根 100 克，海蜇皮 50 克，香油、盐、味精适量。

［制用法］　先将海蜇洗净成丝，再用开水烫过，然后将用开水焯过的菠菜根与海蜇加调料同拌，即可食用。

［功　效］　平肝，清热，降压。可解除高血压之面赤、头痛。

［验　证］　郑某某，女，57 岁，因患高血压平素常头痛不已，后服用本方后明显好转，坚持服用未见复发。

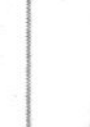
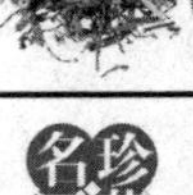

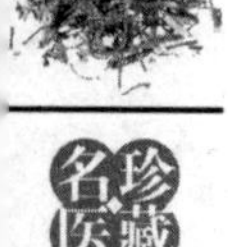
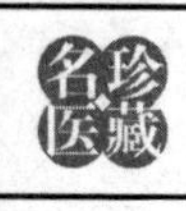

二十三、冠心病

由冠状动脉粥样硬化，使血管腔阻塞，导致心肌缺血、缺氧而致动脉粥样硬化性心脏病（简称冠心病）。临床表现以心绞痛，心律不齐，心力衰竭等为主，心电图可有心肌缺血等相应的改变。

1. 海带松可治冠心病

［方　剂］　浸发海带 200 克，香油，绵白糖、精盐少许。

［制用法］　先将浸软泡发洗净的海带放入锅内煮透捞出，再用清水洗去黏液，沥干水分后，即可把海带摆叠好切成细丝。然后在锅内放入香油，油七成热时，把海带丝稍加煸炒，盖上锅盖，略经油炸，揭开锅盖继续焙炸。当海带发硬、松脆时，便捞出沥去余油入盘，加入绵白糖、精盐拌匀即可食用。

［功　效］　软坚化痰，利水泄热。对于预防高脂血症、高血压、冠心病、血管硬化等均有一定的作用。

［验　证］　史某某，男，56 岁，常年患高血压，高脂血症、冠血病，在医学杂志上发现此方，服用半年，去医院检查以上病症均恢复正常。

［备　注］　常食海带，对冠心病有辅助疗效。海带中含有大量的碘，有防止脂质在动脉壁沉着的作用，能使人体血管内胆固醇含量显著下降。

2. 香蕉茶防治冠心病

［方　剂］　香蕉 50 克，蜂蜜少许。

［制用法］　香蕉去皮研碎，加入等量的茶水中，加蜜调匀当茶饮。

［功　效］　降压，润燥，滑肠。用治冠心病、高血压、动脉硬化及便秘等。

［验　证］　李某某，男，73 岁，常年服用上方，身体强健，无高血压、冠心病等病史。

［备　注］　每日服蜂蜜 2 或 3 次，每次 2～3 匙，有营养心肌、保护肝脏、降血压、防止血管硬化的效果。

3. 长命包子防治冠心病

［方　剂］　马齿苋、韭菜等分，葱、姜、猪油、酱油、盐、鸡蛋各适量。

［制用法］　将马齿苋、韭菜分别洗净，阴干 2 小时，切碎末。将鸡蛋炒熟

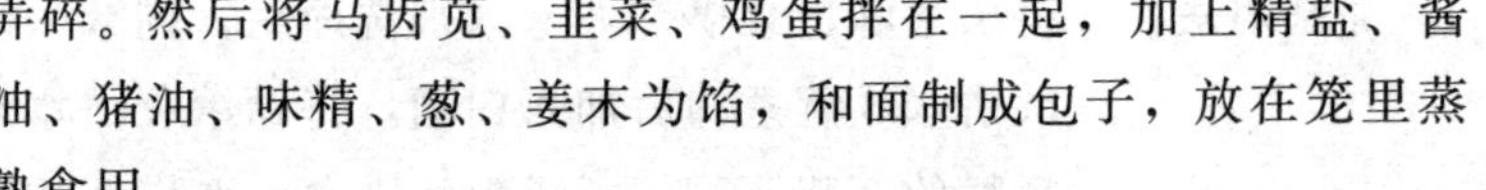

弄碎。然后将马齿苋、韭菜、鸡蛋拌在一起，加上精盐、酱油、猪油、味精、葱、姜末为馅，和面制成包子，放在笼里蒸熟食用。

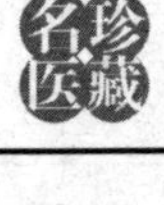

［功　效］　清热祛温，凉血解毒。可防治老年人的冠心病，常吃能使人延年益寿，故有“长命包子”之美称。

［验　证］　经《老年杂志》介绍，该方多次试用，效果理想，值得推广。

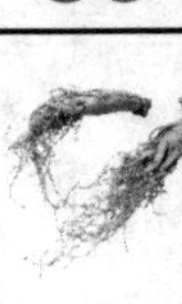

4. **蜂蜜首乌丹参汤治冠心病**

［方　剂］　蜂蜜25克，首乌、丹参各25克。

［制用法］　先将2味中药水煎去渣取汁，再调入蜂蜜拌匀，每日1剂。

［功　效］　益气补气，强心安神。治冠状动脉粥样硬化性心脏病。

［验　证］　王某某，男，66岁，常服用上方，冠心病痊愈。

5. **党参黄芪等治冠心病**

［方　剂］　党参20克，黄芪30克，川芎、枸杞子、制何首乌、牡丹皮各15克，丹参25克，炒白术、茯苓、淫羊藿、桂枝各10克，全当归20克，炙甘草8克。

［制用法］　将上药水煎，每日1剂，分1～2次口服，20天为1疗程。

［功　效］　治冠心病有奇效

［验　证］　用本方治疗冠心病患者85例，经用药1～2疗程后，显效者53例，有效者32例。

二十四、高脂血症

高脂血症乃指以头昏、头晕、头痛、胸闷胸痛、腹胀、肥胖等为主的一种脂类代谢过剩性疾病。

1. **双耳汤软血管降血脂**

［方　剂］　白木耳、黑木耳各10克，冰糖5克。

［制用法］　黑、白木耳温水泡发，放入小碗，加水、冰糖适量，置蒸锅中蒸1小时。饮汤吃木耳。

［功　效］　滋阴益气，凉血止血。适于血管硬化、高血压、冠心病患者食用。

［验　证］　付某某，男，58岁，服用上方，血脂正常。

2. **黑芝麻桑椹糊降低血脂**

［方　剂］　黑芝麻60克，桑椹60克，白糖10克，大米30克。

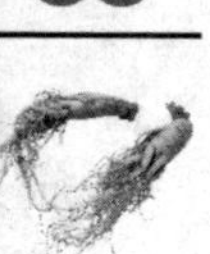

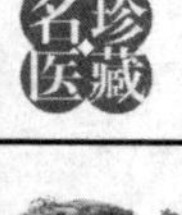

[制用法] 将黑芝麻、桑椹、大米分别洗净后，同放入罐中捣烂。砂锅内放清水3碗煮沸后加入白糖，待糖溶化、水再沸后，徐徐放入捣烂的3味药物，煮成糊状服食。香甜可口，除病益身。

[功　效] 滋阴清热。有降低血脂之良效。是治疗高脂血症的良方。

[验　证] 据《健康杂志》推荐，疗效理想。

3. 海带绿豆汤常饮降血脂

[方　剂] 海带150克，绿豆150克，红糖150克。

[制用法] 将海带浸泡，洗净，切块。绿豆淘洗净，共煮至豆烂，用红糖调服。每日2次，可连续食用。

[功　效] 清热，养血。治高血脂、高血压。

[验　证] 张某，男，77岁，患高脂血症，服上方痊愈。

4. 冬青子治高脂血症

[方　剂] 冬青子1500克，蜂蜜适量。

[制用法] 将冬青子加水煎熬2次，每次1小时，去渣，合并2次药液浓缩成膏状，烤干碾碎，加入适量蜂蜜混匀，贮瓶备用。用时，每日服用量相当于生药冬青子50克，分3次空腹服。服药1个月后抽血复查。

[验　证] 用上药治疗高脂血症患者11例，其中10例有效。甘油三脂最高下降128毫克，最低下降57毫克，对β—脂蛋白及胆固醇也有一定程度的降低。治疗中未发现不良反应。治疗前后血常规检查未见不良影响。

5. 常食猕猴桃防癌降血脂

[方　剂] 鲜猕猴桃。

[制用法] 可洗净吃，亦可榨汁饮用，常食有益。

[功　效] 防止致癌物亚硝胺在人体内生成，有降低血胆固醇及甘油三酯的作用。对高血压等心血管疾病，肝、脾肿大均有疗效。

[验　证] 李某，76岁，女，患高脂血症，常服上方，血脂归于正常。

6. 醋泡花生降血脂

[方　剂] 米醋、花生仁各适量。

[制用法] 以好醋浸泡优质花生仁，醋的用量以能浸透花生仁为度。浸泡1周后即可食用。每日早晚各吃1次，每次10～15粒。

[功　效] 通脉，降脂。治疗高脂血症、冠心病。

［验　证］ 王某，男，65 岁，服用上方，高脂血症、冠心病症状皆消失。

二十五、糖尿病

糖尿病，又称“消渴病”。本病是常见的内分泌代谢病之一。典型者出现多尿、多饮、多食、疲乏、消瘦等综合征，严重时可并发酮症酸中毒。发病机制及致病原因尚未明了。化验检查，血、尿糖阳性，为诊断重要依据。

1. 萝卜汁治轻、中型糖尿病

［方　剂］ 红皮白肉萝卜

［制用法］ 选红皮白肉萝卜，捣碎取汁 100～500 毫升为 1 次量，早晚各服 1 次，7 天为 1 疗程，可连服 3～4 个疗程。

［功　效］ 清热降火，生津补液，健胃消食，止咳化痰，顺气解毒。

［验　证］ 冯某某，女，45 岁，农民，1983 年 4 月 16 日诊。患糖尿病 1 年，曾经中西医治疗，病情时轻时重。症见口渴腰酸，疲倦无力，汗出尿频，心悸善饥，舌上赤裂、边尖红，脉细数。空腹血糖 185 毫克、尿糖（＋＋＋）。嘱停服他药，每天饮萝卜汁，早晚各 1 次，每次约 100 毫升，连续服 21 天。检查：空腹血糖 85 毫克、尿糖阴性，其余症状已不明显；自觉胃部略感空虚嘈杂。处以玉竹 30 克煎服，以滋气阴，服半月后精神转佳，能参加全日劳动。为巩固疗效，嘱续服萝卜汁 1 个月，观察 2 年未复发。

［备　注］ 《卫生易简方》消渴方载“用萝卜捣汁服大效”。本方适用于肺燥胃热型。症见消谷善饥，烦渴多饮，口干舌燥，大便燥结，小便频数，舌边尖红、苔薄或黄燥，脉滑数等，属上、中消证，即轻、中型糖尿病。

2. 黑木耳扁豆治糖尿病

［方　剂］ 黑木耳、扁豆等份。

［制用法］ 晒干，共研成面。每次 9 克，白水送服。

［功　效］ 益气，清热，祛湿。用治糖尿病。

［验　证］ 黄某某，男，55 岁，患糖尿病 2 年，症见口渴腰酸，疲倦无力，汗出尿频，心悸善饥，经多方用药无明显好转，后每天服上方，连用两月，尿糖转阴，血压正常。

［备　注］ 糖尿病是主要因胰岛素不足而引起的以糖代谢紊乱、血糖增高

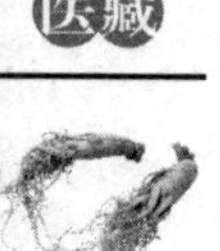
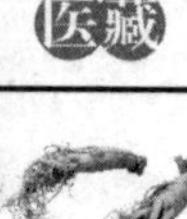

为主的慢性疾病。早期无症状，晚期典型病例有多尿、多饮、多食、消瘦、乏力等症状。本病中医学属“消渴”范围。

3. 冷水茶治糖尿病

［方　剂］　茶叶10克（以未经加工的粗茶为最佳，大叶绿茶次之）。

［制用法］　将开水晾凉，取200毫升冷开水浸泡茶叶5个小时即可。

［功　效］　用治糖尿病。

［验　证］　据《家庭医生》杂志介绍用此法疗效极佳。

［备　注］　禁用温开水冲泡，否则失去疗效。据日本新媒介报道，日本一教授的研究结果表明：茶叶中含有促进胰岛素合成及去除血液中过多糖分的多糖类物质，因而常饮冷水茶可治疗糖尿病。

4. 煮玉米粒治糖尿病

［方　剂］　玉米粒1000克。

［制用法］　加水煎煮至粒熟烂。分4次服食，连服1000克。

［功　效］　清热，利尿，降低血糖。用治糖尿病尿味带甜、身有浮肿、尿量增多。

［验　证］　据《锦方实验录》介绍：患者袁某患糖尿病2年余，尿带甜味，身有浮肿，尿量增多，经中西医治疗无效，服此方而愈。又，王某，63岁，患糖尿病数载，时好时犯，于1967年夏，手指肿胀。检验尿糖增多，嘱其每日煎服玉米粒60克，连服1000克后，手指松软，血糖降低。

［备　注］　胃寒者应少食。

5. 常食南瓜治糖尿病

［方　剂］　南瓜（番瓜、倭瓜、窝瓜、北瓜）

［制用法］　熟食，或当主食食用。

［功　效］　用治糖尿病。

［验　证］　据日本新闻报道，日本北海道一村镇，通过卫生健康检查发现，有史以来该村镇居民中无一例糖尿病和高血压病患者。这一令人惊奇的报道，引起科学家的重视，经研究发现，原来该村镇居民世代以南瓜为主食。这一奥秘在日本引起极大轰动，人们争相食用南瓜。有预见的日本医学界和商界，通过科学加工制成富含维生素，且热量低的南瓜粉剂投入市场。日本一前首相患糖尿病，经食用南瓜粉而痊愈。报道还介绍，南瓜还有减肥与美容之功，因此颇受日本女性的青睐。据传，南瓜热目

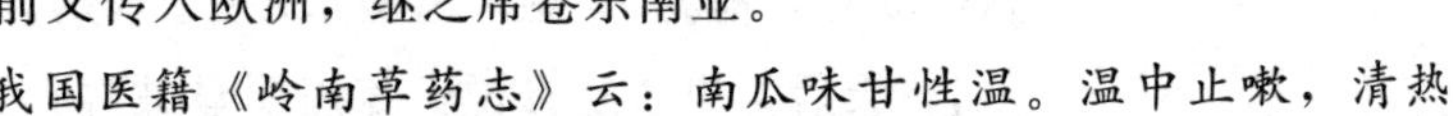

前又传入欧洲，继之席卷东南亚。

［备　注］　我国医籍《岭南草药志》云：南瓜味甘性温。温中止嗽，清热解毒，驱虫。从临床及效用中可见有关治疗消渴（糖尿病）的文字记载。近年我国已有纯南瓜粉生产和经销。

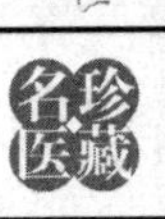

二十六、三叉神经痛

本病是一种原因尚未完全明了的神经科常见疾病，多发生于40岁以上妇女，特征为面部三叉神经分布区内有反复发作的阵发性剧痛，如刀割、钻刺样疼痛，不伴有器质性改变，感觉检查很少有障碍。疼痛性质独特，是一种突然急骤发作、突然停止的闪电样剧痛。持续数秒至数十秒，可引起同侧面肌抽搐、眼结膜充血、流泪或流涎等。

1. 加味五白汤治疗三叉神经痛

［方　剂］　白芷、白蒺藜、白附子、白僵蚕各9克，地龙15克，全蝎、蜈蚣各5克，白芍、川芎各30克，肉桂1.5克。

［制用法］　因寒而触发者，白芷可大至15克，加制川乌、制草乌各6克；因热而发者，加菊花9克，决明子15克；大便干结或闭塞者加生大黄6～9克。

［疗　效］　所治5例，痛点位于三叉神经第2支者2例，第3支者2例，2支同时受累者1例。病程1年以内者2例，1～2年者2例，3年以上者1例。服本方6剂痛止者1例，9剂痛止者1例，15剂痛止者2例，28剂痛止者1例。

［验　证］　方某某，男，50岁，干部，1986年7月18日初诊。患偏头痛史3年，入夏发作频繁，曾在上海、南通等医院检查诊断为“三叉神经痛”。1984年在本院口腔科检查，疑为龋齿并拔除。术后仍经常发作，每年数十次。近来因工作疲劳加之情绪不畅引发，起病1周，加重3天，右侧面颊疼痛难忍，遇热更甚；不能咀嚼，每天发作20余次，每次持续1～2分钟，入夜稍安。曾在本院内科诊治，服用各种止痛药，疼痛渐缓，30分钟后如故，邀笔者诊治。拟加味五白汤，处方：白芷、白蒺藜、白附子、白僵蚕、煨川楝子各9克，全蝎、蜈蚣各5克，白芍、川

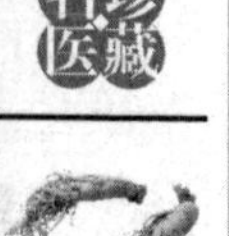
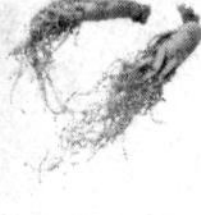

芎各30克，地龙15克，肉桂1.5克。3剂。

三天后，患者复诊说：疼痛明显减轻，并每天发作减至2～3次，每次10秒钟左右。原方去川楝子，续进3剂。药后诸症悉除，随访至今未复发。

2. 川芎止痛汤治疗三叉神经痛

［方　剂］　川芎20～30克，荆芥、防风、全蝎、荜拨各10～12克，蜈蚣2条，天麻10克，细辛3克。

［加　减］　寒重加制附子20～30克（先煎）；热重加生石膏20～30克，黄芩12克，黄连9克；便干加大黄15克；瘀重加赤芍12～15克，丹参30克，五灵脂12克；阴虚加生地、女贞子、龟板各15克，黄柏、知母各12克。

［制用法］　水煎服，每天1剂，重者2剂。

［功　效］　祛风通络，散寒止痛，活血化瘀。

［验　证］　张某某，女，41岁，1976年6月6日诊。自诉右面颊部剧痛，痛连右目右上齿，痛如电击，时发时止，昼夜不宁、寒温不适；曾用去痛片、安定、青霉素等无效；拨牙2个而痛未解，右颊因搓切而溃破。检查：牙龈无红肿、无龋齿，舌苔薄白，脉微弦。诊为三叉神经痛（第1、2支），拟用川芎止痛汤。药进3剂痛大减，又进6剂痛止，随访1年未复发。

［备　注］　按临床观察表明，方中川芎剂量小于12克，效果较差，用至20克则获高效、速效，并未见任何不良反应。细辛用至6克也未见不良反应。

3. 向日葵盘治三叉神经痛

［方　剂］　向日葵盘100～200克（去子），白糖适量。

［制用法］　将向日葵盘掰碎，分2次煎成500～600克的汤，加白糖。每天早晚饭后1小时服下。若病情较重，可日服3次，服量也可加大一些。可根据病情灵活掌握疗程。为防止复发，病愈后可多服几日，以巩固疗效。

［功　效］　清热解毒，逐邪外出。用治三叉神经痛。

［验　证］　用本方治疗三叉神经痛患者89例，其中，痊愈者82例；显效者3例；有效者3例；无效者1例。

4. 散偏汤治疗三叉神经痛

［方　剂］　川芎30克，白芷8克，白芥子、白芍、香附、郁李仁、柴胡各10克，甘草5克。

［制用法］　水煎2次，两汁混匀，分2次服。6天为1疗程，一般2～3疗程可愈。

［疗　效］　笔者运用《辨证录》中的散偏汤治疗三叉神经痛下颌支痛13例，效果满意。所治13例中，服药1疗程获愈者5例，服药2疗程获愈者5例，服药3疗程获愈2例，服药3疗程后无效者1例。

［验　证］　高某某，48岁，农场干部。1982年7月15日就诊。发作性左下颌痛伴牙龈根部痛1年余，疼痛时兼见口角及舌抽向患侧。1年内曾拔牙3次，将左侧臼齿全部拔掉，但疼痛不解，发作频。经用西药去痛片、消炎痛、普鲁卡因等，药效过后疼痛依然。诊为三叉神经下颌支痛。按上法服药3剂，疼痛缓解，续进3剂而愈。随访1年无复发。

［备　注］　三叉神经下颌支痛与祖国医学偏头痛相似，故用散偏汤治疗有良效。方中川芎行气开郁，活血止痛，为镇痛要药；柴胡、香附、白芥子理气涤痰消饮、散结和解；白芍、郁李仁、甘草柔润缓急。诸药合用，可使气血通畅无阻，而达到通则不痛的目的。

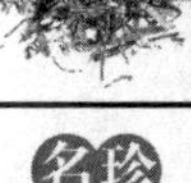

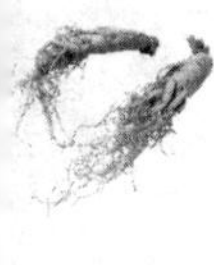
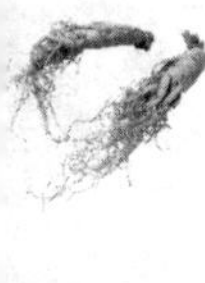

第二篇　妇科防治秘方

一、月经不调

月经不调指月经周期提前或延后7天以上者，究其原因是气血失于调节而导致血海蓄溢失常。多由肝气郁滞或肾气虚衰所致，而以肝郁为主。主要治疗月经先后无定期的秘方、验方如下。

1. 丝瓜络炭棕榈炭治功血

［方　剂］　丝瓜络炭15克，棕榈炭15克。

［制用法］　煎汤。空腹服，每日2次。

［功　效］　用治功能失调性子宫出血、直肠出血、内痔出血。

［验　证］　据《中医效方精选》介绍：某妇患月经不调，1个月来潮3次，时常淋漓下血，服此方3次而愈。

［备　注］　丝瓜络炭、棕榈炭是丝瓜络、棕榈火化后存留的炭状物。

2. 养血调经膏治月经不调

［方　剂］　①当归100克，川芎50克，白芍、益母草、红花、柴胡、茯神、续断、牛膝、杜仲各20克，香附、附皮、丹皮、白术各20克，熟地、甘草、蕲艾、泽兰各12.5克；②香油1 500克，黄丹600克；③人参、沉香各25克，鹿茸20克，肉桂15克（共研细末）。

［制用法］　上列①组药用②组香油炸枯，去渣，加黄丹收膏，另掺入③组药料搅匀。每张药重25克，备用。贴腹部或腰部。

［功　效］　温经解郁，养血调经。

［验　证］　屡用皆效。

［备　注］　引自《百病中医膏散疗法》。孕妇忌贴。

3. 散寒调经膏治月经不调

［方　剂］　山楂、葛根、乳香、没药、穿山甲、川厚朴各100克，白芍150克，甘草、桂枝各30克，细辛挥发油，鸡血藤挥发油，冰片各适量。

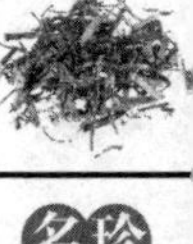

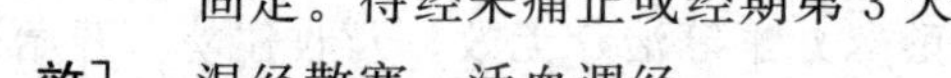

［制用法］ 先将山楂、葛根、白芍、甘草水煎2次，将煎液浓缩成稠状，再加入用95%酒精浸泡过乳香、没药的泡浸液适量拌匀，然后煎液烘干后，再与穿山甲、川厚朴、桂枝共为细末，加入适量的细辛挥发油、鸡血藤挥发油和冰片充分混合研细后，过100目筛，贮瓶备用。用时于患者经前3～5天，先用温水洗净脐部，拭干，取药粉0.2～0.25克，气滞血瘀型者用食醋调匀，寒湿凝滞型者用姜汁或酒精调匀，然后敷于脐孔上，外用胶布固定。待经来痛止或经期第3天去药。

［功　效］ 温经散寒，活血调经。

［验　证］ 屡试屡验，效佳。

［备　注］ 引自《外治汇要》。

4. 葵花盘止崩漏

［方　剂］ 葵花盘1个（去子），黄酒适量。

［制用法］ 将葵花盘晒干，用砂锅焙成炭，研为细面，过箩备用。每次3克，黄酒送服，日3次。

［功　效］ 清热解毒，达邪外出。用治崩漏。

［验　证］ 据《中医实用效方》介绍，此方曾治愈数十名患者，确有特效。典型病例：胡某，女，24岁，1955年3月间患崩漏，形体消瘦色黄，经服上方2剂痊愈。

［备　注］ 服药期间忌辛辣食物及房事，崩漏初起者忌用。

5. 牡丹甜糕治月经不调

［方　剂］ 牡丹花2朵，鸡蛋5个，牛奶250克，白面200克，白糖150克，小苏打少许。

［制用法］ 牡丹花洗净，将花瓣摘下切成丝。鸡蛋去壳打花，同牛奶、白糖、小苏打混拌在一起，搅匀。倒一半在开了锅的湿屉布上，摊平，上面撒匀牡丹花丝，然后再倒入余下的一半混合料，摊平，盖好盖蒸20分钟，取出，扣在案板上，上面再撒牡丹花丝即成。食之。

［功　效］ 益气养血，清三焦虚火，调经活血止痛。用治各种虚弱、月经不调、行经腹痛。

［验　证］ 刘女士，35岁，月经不调日久，多方调治未效，经用上方正常。

［备　注］ 血虚有寒者、孕妇及月经过多者忌食。据分析，牡丹花瓣内所含的黄芪甙性平，味微苦，无毒，有调经活血之功。

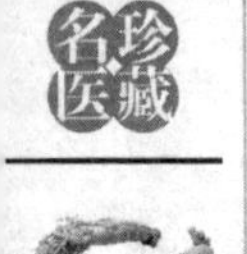
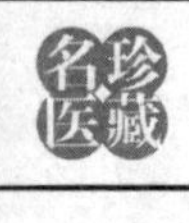

6. **辣椒根方治功血**

［方　剂］　辣椒根15克（鲜品加倍，以辛辣的较好），鸡爪2～4只。

［制用法］　洗净，共煎。每日服1剂，煎服2次血止后须继续服5～10剂，以巩固疗效。

［功　效］　治功能失调性子宫出血。

［验　证］　林某，29岁，不规则阴道出血12年。诊断为功能性子宫出血。每次均须刮宫治疗，此次阴道出血18天，在门诊用黄体酮、麦角新碱、丙酸睾丸酮等治疗无效，乃收住院。开始仍用雌激素等治疗无效。第4天用辣椒根治疗，3天后阴道出血停止。再服2剂，观察5天痊愈出院。第2个月来月经后1次性交即受孕。通过31例的治疗追访观察，一般服用2～3剂能止血，治愈病例大都能恢复月经周期，其中2例已怀孕，仅2例复发。

7. **调经膏治月经不调**

［方　剂］　鲜益母草200克，党参、当归、制香附、丹参、熟地、白术、五灵脂（炒）、生地各100克，陈皮、青皮、乌药、柴胡、丹皮、地骨皮、川芎、酒芍、半夏、麦冬、黄芩、杜仲、续断、延胡索、红花、川楝子、苍术各50克，没药、远志肉、炒枳壳、吴茱萸、黄连、厚朴、茴香、木通、木香、官桂、甘草各25克，炮姜15克，雄乌鸡骨1只（毛刀破腹去毛杂或用全副骨亦可）。

［制用法］　麻油熬、黄丹收、牛胶100克蒸化搅匀。贴脐下（气海、关元穴）。

［功　效］　调和气血，疏肝解郁，温经散寒，活血调经。

［验　证］　屡试屡验。

［备　注］　引自《中国膏药学》。

二、痛　　经

痛经指妇女经期或行经前后，出现周期性小腹疼痛，或痛引腰骶，甚则剧痛昏厥者。本病的发生有情志所伤、起居不慎或久淫为害等不同病因，并与素体及经期、经期前后特殊的生理环境有关。

1. **荔枝香附行气止痛**

［方　剂］　荔枝核、香附各等份。

［制用法］ 捣碎研末，黄酒调服，每次 6 克，每日 2 次。

［功　效］ 行气止痛。用治妇女经前小腹疼痛。

［验　证］ 马某某，女，19 岁，每次来月经前均有小腹疼痛，极度苦恼。后经人介绍服用该方，疼痛渐消，3 个月后痊愈。

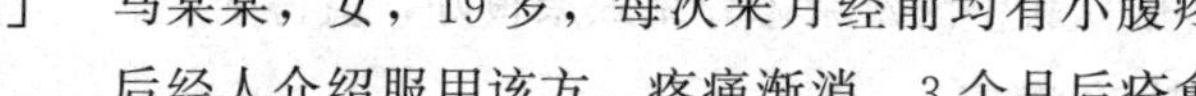

2. 丝瓜络艾叶治痛经

［方　剂］ 丝瓜络 20 克，艾叶 12 克，益母草 30 克，红糖 12 克。

［制用法］ 水煎服。

［功　效］ 温经止痛。适用于痛经轻症。

［验　证］ 孙某某，女，22 岁，每次月经前均感小腹不适，后服用该方后痊愈。

3. 红糖山楂鲜姜散寒止痛

［方　剂］ 鲜姜 15 克，红糖 15 克，焦山楂 12 克。

［制用法］ 水煎服。

［功　效］ 散寒止痛。适用痛经较轻者。

［验　证］ 众多患者反映此方效果极佳。

4. 向日葵子治痛经

［方　剂］ 向日葵子 25 克（不去皮），山楂 50 克。

［制用法］ 水煎服。

［功　效］ 行气化瘀止痛。适用于痛经较轻者。

［验　证］ 郭某，女，17 岁，每次月经来潮时均伴小腹疼痛，应用该方后逐渐好转。

5. 柴胡白芍治痛经

［方　剂］ 柴胡 6 克，白芍 15 克，当归、郁金、川芎各 9 克。

［加　减］ 有炎症者，加败酱草 30 克，银花 12 克，连翘 9 克；有子宫内膜异位症者，加血竭、制乳香、制没药各 6 克。

［制用法］ 水煎服。

［功　效］ 疏肝解郁，活血止痛。适用于痛经兼乳房胀痛，心情抑郁，行经不畅有血块者。

［验　证］ 屡用效佳，一般 1 个疗程，最多 3 个疗程可见效或痊愈。

6. 黄芪等治痛经

［方　剂］ 黄芪 25 克，当归 15 克，白芍 10 克，川芎、炮姜、艾叶各 5 克。

［制用法］ 水煎服。

［功　效］　益气养血，温经止痛。适用于虚证痛经，伴头晕心慌，月经量少质稀色淡者。

［验　证］　据《新中医》杂志介绍效果很好，值得推广。

7. **芹菜大戟治痛经**

［方　剂］　干芹菜30克，大戟15克。

［制用法］　水煎经前服。

［功　效］　散结止痛。用治经前下腹痛。

［验　证］　用本方治疗痛经患者15例，经用药3～7天后，均获治愈或好转。

8. **荔枝茴香苏木酒散寒止痛经**

［方　剂］　荔枝核200克，小茴香100克，苏木100克，白酒1瓶。

［制用法］　荔枝核砸碎。连同核壳与小茴香、苏木泡入酒中，20天后可用，每次1杯。

［功　效］　散寒行气止痛。用于妇女经期疼痛明显者。

［验　证］　林某，女，23岁，患痛经已5年多，服用本方治疗后，7天后即明显减轻，半个月痊愈，随访3个月未见复发。

三、闭　　经

闭经指女子年逾18周岁，月经尚未初潮，或已行经而又中断达3个月以上者，称为闭经。

本病的发生有虚有实。虚者精血不足，血海空虚，无血可下；实者，邪气阻隔，脉道不通，经血不得下行。

1. **桑椹红花治闭经**

［方　剂］　桑椹子25克，红花5克，鸡血藤20克，黄酒适量。

［制用法］　加黄酒水煎服。

［验　证］　补血行血，通滞化瘀。用治闭经。

［功　效］　据从《中医杂志》介绍，效果佳，值得推广应用。

2. **化瘀膏治闭经**

［方　剂］　大黄128克，芒硝64克，柴胡、瓜蒌根、桃仁、当归、生地、红花、穿山甲、莪术、三棱、川芎各32克，乳香、没药、肉桂各22克，川乌10克。

［制用法］　上药麻油适量熬，去渣，入黄丹收，花蕊石32克，血竭15克

（另研细）搅匀，收膏备用。贴脐下。

［功　效］　活血化瘀。

［验　证］　屡用皆效。

［备　注］　引自《理瀹骈文》。

3. 闭经疏养汤治疗功能性闭经

［方　剂］　潞党参30克，炒白术10克，白茯苓10克，甘草30克，当归30克，杭白芍30克，川芎6克，熟地30克，漏芦10克，鬼箭羽10克，路路通10克，炮山甲6克，全蝎2克（研末分3次冲服），蜈蚣1克，土鳖虫6克，水蜂6克，茺蔚子10克，醋香附10克，茜草根15克。

［制用法］　隔日1剂，水煎3次，日分3次服。90剂为1个疗程。亦可制丸服。

［功　效］　益气养血，通络行瘀。

［验　证］　刘某某，女，26岁，农民。经停1年有余，经治未潮。患者从17岁初潮，始至不规则，逐渐如期而至，但未孕。1年前，因感冒咳嗽，咽痛，鼻衄，月经当期而未潮，不到两月后，经3次尿妊娠试验（HCG）均阴性，又两月，乃经某妇科诊断性刮宫及子宫内膜活检，提示卵巢可排卵，宫腔大小形态正常。又以黄体酮、乙烯雌酚注射口服试验为阳性，疑似丘脑下部或卵巢性闭经，并用中西药治疗，仍无月经来潮。现不时感腰腿酸重，头错，少寐，乏力。脉涩，苔薄白，舌淡红。诊为继发性闭经（功能性）。辨证：气血两虚，胞宫瘀滞。方用闭经疏养汤：潞党参、甘草、当归、杭白芍、熟地各30克，炒白术、白茯苓、漏芦、鬼箭羽、路路通、茺蔚子、醋香附各10克，川芎、炮山甲、土鳖虫、水蛭各6克，茜草根15克，全蝎2克（研分3次冲服），蜈蚣1克。上方隔日1剂，连服80余剂，又以本方制丸1剂以善后。经近1年的治疗，月经已来潮，并趋正常。

4. 乌鸡丝瓜汤治血虚经闭

［方　剂］　乌鸡肉150克，丝瓜100克，鸡内金15克。

［制用法］　共煮至烂，服时加盐少许。

［功　效］　健脾消食，养阴补血。用治因体弱血虚引起的经闭、月经量少。

［验　证］　《家庭医学杂志》介绍疗效颇佳。

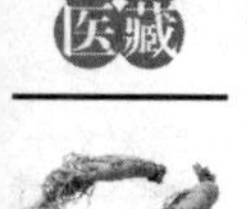
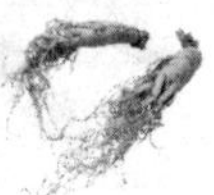

[备　注]　乌鸡，又叫黑脚鸡、药鸡，归肝、肾经，是滋阴清热、补益肝肾、健脾止泻的食疗佳品。

5. 冬葵子治闭经

[方　剂]　冬葵子 30 克，黄酒 250 毫升。

[制用法]　将上药加水 50 毫升，煎好后在空腹时顿服，每日 2 次。

[验　证]　用上方治疗妇女闭经患者，一般连服 2～3 天月经即来潮。

6. 急性子治闭经

[方　剂]　急性子 15～30 克。

[制用法]　将上药水煎，分早、晚 2 次口服，或日服 3 次，每日 1 剂。此药可单独煎服，亦可配伍其他药物同时服。

[验　证]　用上药治疗闭经患者 230 例，均获得满意的疗效，多数患者服药 1～2 剂后，即来月经。在临床使用中，未发现不良反应。本方适用于气血两虚、肝郁气滞、脾虚血虚、心肾亏损、气滞血瘀等引起的闭经，及哺乳时间太长而不来月经者。

7. 猪肉当归活血调经

[方　剂]　瘦猪肉 250 克，当归 15 克，黄花菜根 15 克。

[制用法]　先煮肉至熟，后加其他 2 味共煮，调盐，吃肉饮汤。

[功　效]　补血活血，调经止痛。用于血虚经闭、身体虚弱者。

[验　证]　孙某，女，27 岁，患闭经 1 年有余，经服用本方 2 个月后痊愈。

8. 白鸽大枣行血调经

[方　剂]　白鸽 1 只，大枣 20 克，牛膝 20 克，柏子仁 25 克，炙鳖甲、炙龟板各 30 克。

[制用法]　先煎龟板、鳖甲，半小时后加入牛膝、柏子仁，共煎去药渣，取药汁与白鸽、大枣共煮，吃肉饮汤。

[功　效]　补益肝肾，行血调经。用于血虚闭经。

[验　证]　用本方治疗闭经患者 107 例，其中痊愈 72 例，显效 36 例，无效 9 例，总有效率 91.6%。

9. 桃仁方养血通经

[方　剂]　桃仁 10 克，墨斗鱼 200 克。

[制用法]　墨斗鱼洗净切片，加水与桃仁共煮，以油、盐调味。食鱼饮汤。

[功　效]　滋阴养血，活血祛瘀。用治血滞经闭。

［验　证］　读者反映效果较佳。

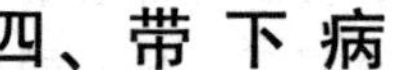

四、带下病

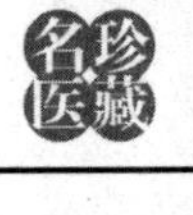

带下病是指带下量多，或色、质、气味发生异常的一种疾病。其病因以湿为主，与脾虚肾亏、湿热、湿毒、病虫等诸多因素有关。涉及现代医学之阴道炎、宫颈炎、急慢性盆腔炎或附件炎等疾病。

1. 高粱根止带

［方　剂］　陈年（3年以上）高粱根、红糖各适量。

［制用法］　将高粱根洗净，晾干，炒研为末。用红糖水（或米汤）送服。

［功　效］　温中散寒，化湿止带。用治白带过多、有臭味。

［验　证］　李某某，女，34岁，患带下日久，经服上方治愈。

2. 墨鱼猪肉补虚止带

［方　剂］　墨鱼2个，瘦猪肉250克。

［制用法］　2味加食盐煮食。每日吃1次，连吃5日。

［功　效］　补虚损，止带下。用治妇女白带过多。

［验　证］　杨某，女，30岁，白带过多已久，服药无效，身体日渐消瘦，服本方5日而愈。又，樊某，女，46岁，漏证已愈，白带如涕，绵绵不绝，头昏闷，精神不振，面黄，苔白，脉缓弱，服药不愈。用本法服5日白带减少，又服2剂而愈。

3. 小丝瓜止带

［方　剂］　小丝瓜（经霜打的）3指长。

［制用法］　置新瓦焙焦黄，研末。每服6克，临睡时开水送服。

［功　效］　清热凉血，止带浊。用治年久不愈的赤白带下。

［验　证］　杨某某，女，40岁，经服上方后痊愈。

4. 胡椒鸡蛋止带

［方　剂］　胡椒7粒，鸡蛋1个。

［制用法］　先将胡椒炒焦，研成末。再将鸡蛋捅一小孔，把胡椒末填入蛋内，用厚纸将孔封固，置于火上煨熟。去壳吃，日2次。

［功　效］　温中散寒，化湿止带。用治寒性白带，色清如水、面色苍白、口淡无味。

［验　证］　据《新中医》介绍，疗效颇佳。

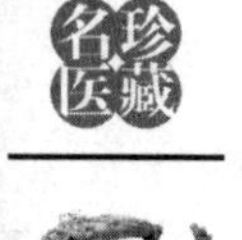

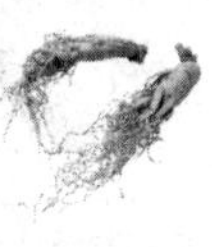

5. **白扁豆止带**

［方　剂］　白扁豆、红糖、怀山药各适量。

［制用法］　白扁豆用米泔水浸后去皮，同另 2 味共煮，至豆熟为度。每日 2 次，经常服用收效。

［功　效］　健脾祛湿，化带浊。

［验　证］　屡用屡佳。

6. **向日葵梗或根荷叶治带下**

［方　剂］　向日葵梗或根 12 克，荷叶 12 克，红糖适量。

［制用法］　以向日葵梗或根与荷叶加水 3 碗煎至半碗，加红糖当引子。每日 2 次，饭前空腹服下。

［功　效］　温中止带。用治白带过多。

［验　证］　张某某，女，24 岁，经服上方后痊愈。

五、阴 道 炎

阴道炎是妇科临床的常见病、多发病。常见的有滴虫性阴道炎、霉菌性阴道炎及老年性阴道炎。临床以白带的量、色、质的改变和阴痒为其特性。属中医“阴痒”、“带下”范畴。其发病多由肾气不足、下元亏损，或久病体衰、精亏血少、带脉失约、任脉不固、脾虚。中医治疗阴道炎，内服外治并重。

1. **大蒜治阴痒**

［方　剂］　大蒜 2 头。

［制用法］　大蒜去皮，捣碎，加水熬汤。每日局部浸洗 2～3 次。

［功　效］　杀菌，消炎，止痒。用治阴痒及妇女滴虫病。

2. **六神丸外用治滴虫性阴道炎**

［方　剂］　本丸是中成药，药店有售。

［制用法］　患者临卧前用洁净温水清洗外阴，上床后仰卧位，取六神丸 15 粒塞入阴道，每晚 1 次，经期停用。6 天为 1 疗程，一般在 2 个疗程内痊愈。

［功　效］　治阴道炎有疗效。

［验　证］　张某某，38 岁，教师，1986 年 10 月 2 日诊。结婚 12 年，生育 2 胎，5 年前曾行女扎术。近年自觉阴道有刺痛和烧灼感，外阴瘙痒；白带频多，呈泡沫状，有腥臭味。经县医院妇产科检查诊为滴虫性阴道炎。曾用中西药物内服外洗均无效。处方：

30 粒装六神丸 6 支，分次按上法治疗，连续施药 12 天，阴痒除，带下止。经 2 年随访未见复发。

3. 三黄粉治阴道炎

［方　剂］　黄连、黄芩、黄柏、紫草根各 60 克，枯矾、去水硼砂各 120 克，冰片 2 克。

［制用法］　先将黄连、黄芩、黄柏、紫草根烘干研粉，过 120 目筛，次将枯矾研末过筛，再将硼砂置于铁锅内烤干去水后过筛，装瓶密封备用。用时先排空小便，用窥阴器扩开阴道，以 0.1%高锰酸钾液冲洗阴道、外阴。擦干阴道、外阴，用药匙取三黄粉 2 克，撒布阴道内，再用棉签蘸取药粉撒布在阴道口、小阴唇皱褶及大小阴唇沟。每天治疗 1 次，5～7 天为 1 疗程。

［疗　效］　治疗霉菌性、滴虫性阴道炎共 380 例。结果：属霉菌性阴道炎者 345 例，其中痊愈 276 例（阴部瘙痒症状消失，白带减少，阴道黏膜红肿消失，分泌物镜检霉菌或滴虫消失），好转 69 例（阴部瘙痒症状消失，白带减少，阴道黏膜红肿消失，分泌物镜检霉菌或滴虫少许）。属滴虫性阴道炎者 35 例，治后均痊愈。

［验　证］　汪某，女，24 岁。主诉：白带量多，色黄，有臭味，外阴及阴道瘙痒。检查：阴道及宫颈弥漫性充血。白带镜检：滴虫（＋），脓球（＋＋＋）。先用 0.1%高锰酸钾冲洗阴道，取呋喃西林粉 0.5 克撒布阴道内，每天 1 次，连用 6 天，症状不减。停药 1 周查白带，滴虫（＋），脓球（＋＋＋＋）。冲洗后改用三黄粉 1 克撒布阴道内，用药 4 次，白带大减，瘙痒停止，阴道黏膜及宫颈颜色转为正常，用药 8 次后白带正常，停药 4 天，查白带无滴虫，脓球消失。

4. 白萝卜加醋治滴虫性阴道炎

［方　剂］　醋酸，大白萝卜。

［制用法］　用醋酸冲洗患处，再用白萝卜榨汁擦洗及填塞阴道。

［功　效］　活血，解毒。用治滴虫性阴道炎。

5. 鲜桃树叶治阴痒

［方　剂］　鲜桃树叶 30 克，灰藜 25 克。

［制用法］　用水 1000 毫升，将上述 2 味煮沸 20 分钟。待稍温，用此液冲洗阴道。每日 1～2 次，连续 1 周为 1 疗程。

［功　效］　杀滴虫，止阴痒。用治滴虫性阴道炎。

［验　证］　张某某，女，29岁，患滴虫性阴道炎，经用上方治愈。

6. **灭滴栓治阴道炎**

［方　剂］　雄黄1克，生烟2克，明矾少许，鲜猪肝60克。

［制用法］　先将雄黄等3药共研细末，再将猪肝切成三角形，在肝上用缝衣针扎些小孔，把药粉撒在小孔内。晚上塞入阴道里，早上取出，并用高锰酸钾溶液（1∶5000）冲洗阴道。

［功　效］　解毒，燥湿，杀虫。

［验　证］　一般连用4～7天即可痊愈。

［备　注］　引自1975年《赤脚医生杂志》第7期。

7. **青萝卜治滴虫性阴道炎**

［方　剂］　青萝卜1个。

［制用法］　将青萝卜洗净，捣烂成泥糊，用消过毒的纱布包青萝卜泥两汤匙，做成纱布卷，卷的一端留长线。然后用手将卷送入阴道内，线留在阴道口外，以便拉线取出。在放入前须用高锰酸钾液将阴道内外的分泌物洗净，防止感染。秋天放1小时取出，冬天放4～10小时取出，每日1次。

［功　效］　同上。

［验　证］　上方经临床验证，疗效显著，可进行推广应用。

六、女阴瘙痒症

外阴瘙痒指各种炎症分泌物、尿液，及任何物理或化学性刺激所引起的瘙痒，也可由体内内分泌代谢紊乱，精神、神经因素引起。

1. **芒硝等治阴痒**

［方　剂］　芒硝、苦参、蛇床子、黄柏、川楝各15克。

［制用法］　将上药加水1500毫升，煎至约1000毫升，去渣，倒入盆内，至温热适度，坐浴，浸洗15～20分钟左右，每日1～2次。

［验　证］　用上药治疗阴道瘙痒症患者43例，疗效满意，一般外用3～6次即可痊愈。

2. **花椒等治阴痒**

［方　剂］　蛇床子、败酱草、白鲜皮、苦参各30克，百部、防风、透骨草、花椒各20克，冰片4克。

［加　减］　若外阴溃烂者，加白矾40克；若外阴部疼痛，加白芷15克。

［制用法］　将前9味中药水煎，约得药液2 000毫升，加入冰片搅拌，趁热熏外阴15分钟，待药液稍凉后洗涤患处，每日1剂，早、晚各1次。

［验　证］　用本方治疗女阴瘙痒症患者135例。经用药5～10剂后，其中，治愈者128例；显效者4例；有效者2例；无效者1例。

3. 龙胆草、龙黄治阴痒

［方　剂］　龙胆草50克，龙黄、生薏仁、苦参各25克，蛇床子、白鲜皮、薄荷各30克，川黄柏、全当归、益母草、蝉衣、茯苓各20克。

［制用法］　将上药用纱布包煎，加水至300毫升，煮沸后先作热熏，待温度适当时坐浴，每日1剂，早、晚各洗1次。1周为1个疗程。

［验　证］　用本方治疗女阴瘙痒症患者95例，经用药1～2个疗程后，其中，治愈者90例；显效3例；有效者2例。总有效率为100%。

4. 蛇床子等治女阴瘙痒

［方　剂］　蛇床子、白鲜皮、黄柏各50克，荆芥、防风、苦参、龙胆草各15克，薄荷1克（后入）。

［加　减］　若带下多而黄者，黄柏加倍，有滴虫者苦参加倍，霉菌感染者龙胆草加倍。对各种因原发病因素引起的并发症的加用其他药物治疗。

［制用法］　将上药水煎，外用熏洗，每日2次。如阴道内瘙痒可熏洗阴道。10～15天为1疗程，一般1个疗程后即明显好转或治愈。

［验　证］　用上方治疗女阴瘙痒症患者400例中，392例外阴、阴道瘙痒症消失，8例好转；绝大多数患者带下过多，外阴湿疹，阴道炎性充血等症状随之消失或减轻。瘙痒症状治愈达98%。

七、外阴湿疹

祖国医学称为“湿疮”，认为是风湿热带下注所致。

1. 薄公英等治外阴湿疹

［方　剂］　蒲公英、金银花、土茯苓、萆薢、浮萍各15～20克；连翘、苦参、蝉衣、全虫、紫苏叶、川黄连各10～12克，生甘草8～10克。

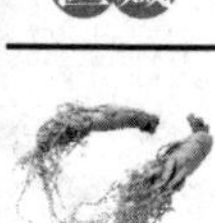

[制用法]　将上药头、2煎合并药液，分2～3次口服。第3煎药液趁热熏洗患处，每晚睡前1次。3天为1个疗程。

[验　证]　用本方治疗外阴湿疹患者95例，经用药1～2个疗程后，其中，治愈91例；好转4例。

2. 柳叶粉等治外阴湿疹

[方　剂]　柳叶粉500克，纯酒精500毫升，樟脑10克，利凡诺1克，冰片适量。

[制用法]　将柳叶及嫩柳枝尖晒干，碾后过筛，取柳叶粉加入纯酒精，浸泡7日过滤，放入樟脑、利凡诺、冰片，加入凉开水至100毫升，即成复方柳叶浸剂备用。用时1∶5000高锰酸钾液冲洗外阴，再用复方柳叶浸剂，涂擦阴道和外阴，每日1次，连用4天。

[验　证]　用上药治疗外阴湿疹患者146例，其中治愈率达97.2%，好转率2.8%。

3. 地锦草等治外阴湿疹

[方　剂]　地锦草、地稔各100克，川黄柏、生川军（焙黄）、五倍子各50克，雄黄、密陀僧、青黛各20克，冰片8克，炉甘石、轻粉各10克。

[制用法]　将上药共研为极细末，过120目筛后装瓶备用。用时取药末适量，加入蜂蜜调成稀糊状，涂擦局部，每日2～3次。5天为1个疗程。必要时包扎，直至痊愈为止。

[验　证]　用本方治疗外阴湿疹患者213例，经用药1～3个疗程，治愈者208例，显效者5例。

八、崩　　漏

在行经期间或非行经期间，阴道大量出血，或持续出血叫崩漏。其来势汹汹如山崩的叫“崩”，其来势缓慢而淋漓不断的叫“漏”。崩与漏在发病过程中，可互为转换，如久崩不愈，病热日轻，可转为漏；如漏而不止，病热日进，也可转为崩。由于二者都是子宫出血，所以在这里一并介绍其疗法。

1. 蒲氏老年血崩汤治疗阴道出血

[方　剂]　阿胶、熟地、当归、冬瓜仁各30克，红花20克。

[制用法]　上药加水4000毫升，文火煎至300毫升，将药汁倒出；再加水

300毫升，煎至250毫升，倒出药汁；再加水250毫升浓煎，将药汁全部倒出。把3次药汁混合，每次服200毫升，每天服3次，饭前服，冬天加温后服，每天1剂。

［加　减］　血热者熟地改生地，加黄芩12克；气虚加黄芪30克；阴虚加地骨皮15克；暴崩加地榆炭及白头翁30～60克；虚寒加艾叶15克；若鲜红，无瘀块者当归、红花各减10克。

［疗　效］　治疗功能性子宫出血、子宫肌瘤出血等阴道出血54例，全部治愈。其中77.8%患者服药1～3天即达止血效果。对明显瘀滞证的止血疗效尤佳。

［验　证］　赵某，18岁，工人，1983年11月21日入院。患者20天前月经量多，经用西药止血、输血治疗后出血逐步减少，但始终未干净。近2天出血如崩，色紫暗，有如猪肝色样血瘀块，下腹隐痛；伴头晕目眩，烦躁口干，大便干结，舌红苔黄，脉数。西医诊为青春期功能性子宫出血。中医诊为崩漏（血热夹瘀），治以清热凉血，化瘀止血，方用清热固经汤加味。服药4剂，出血略减，仍有瘀块，余症无变化。予蒲氏老年血崩汤去熟地加生地30克，地榆炭、白头翁各60克。服药2剂，出血止，腹痛减，但仍口渴，烦躁，腰酸痛，舌红苔黄。血虽止而热仍存继，以滋阴清热补肾为主，方用四物汤加味，服1周而愈。

2. 备金散治疗崩漏

［方　剂］　炙香附150克，当归45克，炒五灵脂30克。

［制用法］　上药共研成极细末，过120目筛。每次服7.5克，用醋调，饭前30分钟开水送服。每天3次。一般服10天即大见好转，20天即可治愈。重者经2～3个月经周期即可巩固疗效。

［功　效］　治崩漏诸证。

［验　证］　刘某，女，37岁。诉：月经来潮时多时少，数月之久不断，色稍紫，小腹有时疼痛，某院诊为功能性子宫出血，屡治不效，友人介绍就诊。查体面色苍白，症同上，并有时两胁胀，舌暗、苔薄白，脉涩略弦。给予备金散，服7天大见好转，18天而愈，逐渐恢复健康。

九、乳腺炎

乳腺炎，属中医“乳痈”范畴，是一种急性化脓性疾病。乳房肿胀疼痛，

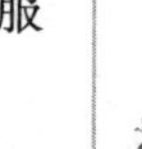
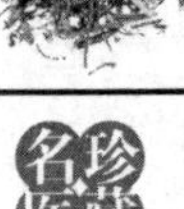

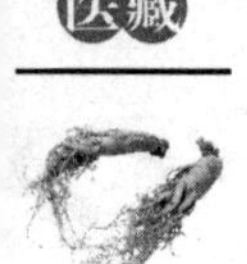
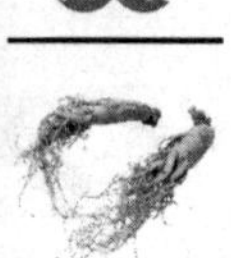

局部有块或无块，皮肤色白或红，甚则焮红肿痛，继则腐烂化脓。

1. 泥鳅土豆外敷治乳痈

［方　剂］　土豆1个（要选用无斑点者），泥鳅1条（约有10厘米长为佳）。以上为1次量。

［制用法］　将土豆洗净和泥鳅同时放入器皿中捣烂，捣至黏腻沾手时，取出做成小饼（大小视病灶）贴敷患处，每天1次，一般2次即见效。

［功　效］　治乳痈有良效。

［验　证］　张某某，女，27岁。产后半年哺乳期，因工作忙未及时给孩子吃奶，右乳房出现红肿、胀痛，右侧卧位时疼痛加重，伴发热（体温38.3℃）。检查：右乳房外观红肿，扪之有结节，压痛明显，肌注青、链霉素5天无效。经用该方外敷1次后疼痛明显减轻，体温正常；2次后诸证消失而告愈。

［备　注］　乳痈（红、肿、热、痛）有硬结者均可外敷。如遇有化脓开口者，可先用利凡诺纱条引流，外加敷料后，再敷此药饼。

2. 芒硝外敷治乳腺炎

［方　剂］　芒硝适量。

［制用法］　根据患处面积大小，以能敷满患处，厚度约0.25厘米为宜。将芒硝用凉水搅拌均匀，敷于患处，外用白布裹之。药干燥时可掸之以凉水，务使经常保持湿润。每天换药1次，一般约3天可见肿消痛止。

［功　效］　治乳腺炎奇效。

［验　证］　王某某，女，34岁。自诉原诊为“乳腺炎”，治疗无效。两乳房疼痛难忍，夜间更甚，恶寒发热。查：双侧乳房均触及肿块，质硬，压之疼痛，无波动感（尚未成脓），皮肤焮红，体温39.5℃。采用上述外敷法每天换药2次，连用4天，肿退病愈。

［备　注］　各种原因引起的皮下瘀血肿痛、静脉炎、乳腺炎、回乳均可治。凡皮肤破溃者禁用。

3. 砂仁塞鼻法治疗乳腺炎

［方　剂］　砂仁10～20克。

［制用法］　将砂仁研细末贮瓶备用。用时取糯米饭少许和砂仁末拌匀，搓成索条状如花生米大小，外裹以消毒纱布（必须是棉织品）塞

鼻。左乳腺炎塞右鼻，右乳腺炎塞左鼻，亦可左右交替塞用。每隔 12 小时更换 1 次，直至炎症消失为止。

［功　效］　治乳腺炎有良效。

［验　证］　共治 50 例，均为产后哺乳期妇女。其中初产妇 33 例，经产妇 17 例。病程 1～3 天 20 例，4～7 天 15 例，8～16 天 15 例，平均 5 天。单侧发病者 40 例，双侧发病者 10 例。50 例中，除 10 例配用清热解毒中药内服外，其余均用本法治疗。50 例全部治愈。早期形成少量脓液者，亦可自行消失。

4. 乳痈方治乳痈（急性乳腺炎）

［方　剂］　当归、川芎、益母草、泽兰、苍耳子各 12 克。

［制用法］　水煎，冲黄酒服。

［功　效］　活血祛瘀通络。

［验　证］　刘某某，女，27 岁，1988 年 1 月 10 日诊。自诉因亡夫心情忧郁，加之哺乳及过劳，昨天始右乳房胀疼，恶寒发热，因肌注青、链霉素过敏而来我院治疗。症见神清，舌淡红、苔薄黄，脉弦略数；体温 37. 4℃；右乳房可扪及 5 厘米×6 厘米肿块，触痛明显，无波动。诊为乳痈。处予原方，先后 6 剂而诸症消失，痊愈。

［备　注］　本方为祖传验方。乳痈多由厥阴气滞、阳明胃热所致，以气血壅滞，乳络不畅，乳汁瘀积为其病机。此方功能活血祛瘀通络，用治乳痈初起，尚未成脓者。

十、子宫脱垂

子宫脱垂，又名“阴挺”。多发于产后妇女。

多因素体气虚，加之产后损耗，或产后过早操劳过度，或房劳过度，或生育过多，耗损肾气，以致脾肾气虚，中气下陷，进而引起胞脉松弛不固所致。在过劳、剧咳、或排便用力太过等情况下，往往引起反复发作。

1. 苏茴膏治子宫脱垂

［方　剂］　紫苏叶、小茴香各 75 克，麻油 25 克。

［制用法］　将前 2 味药共研细末，过筛，用麻油拌匀备用。以消毒棉棒蘸敷患处。1 日 2 次。

［功　效］　温肾，散寒，固脱。

［验　证］　屡用效佳，一般 1～2 次即愈。

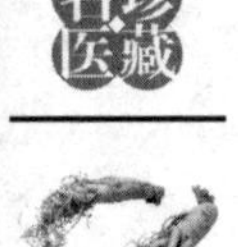
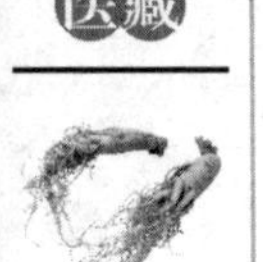
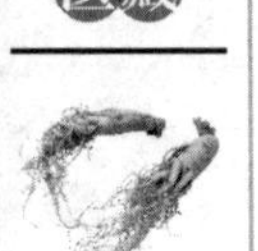
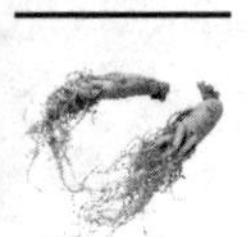
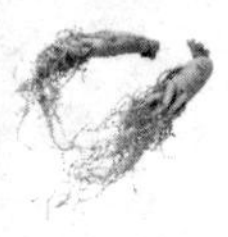

[备　注]　引自1960年《浙江中医杂志》第3期。

2. 升提膏治子宫脱垂

[方　剂]　升麻、黄芪、柴胡、党参各10克，枳壳15克，麝香0.3克。

[制用法]　先将前5味药共研细末，以醋调和为膏状，备用。用时嘱患者平卧床上，取麝香0.1克纳入脐孔内，再用膏药敷之，外以纱布盖上，胶布固定。每3天换药1次，10次为1疗程。

[功　效]　益气疏肝，升提固脱。

[验　证]　屡用效佳，一般1疗程，最多3疗程即可见效或痊愈。

[备　注]　引自《外治汇要》。

3. 青山羊血治子宫脱垂

[方　剂]　青山羊血10余滴。

[制用法]　青山羊之耳尖消毒后取血，兑入少许温开水。一次服，每日1次。

[功　效]　补中益气。用治子宫脱垂。

[验　证]　据《食物疗法精萃》介绍：山西省某女，患本病2年余，有时一日脱出十余次，不能参加劳动，经服用此方2日痊愈，随访6个月未见复发。

4. 外用茄根粉治子宫脱垂

[方　剂]　茄根适量。

[制用法]　茄根烧灰存性为末。油调茄根末在纸上，捲筒安入内，每日1次。

[功　效]　治子宫脱垂（阴挺）。

[验　证]　王某某，女，28岁，产后子宫脱垂，用上方治愈。

十一、产后疾患

产后过早操劳，保养不慎，感受外邪；或产后出血过多，身体虚弱；或瘀血内停等而致种种病症，应及早治疗，免生变故，并使之早日康复如常。

1. 谷子汤治产后感冒发烧

[方　剂]　谷子（未去皮的小米）1握（约50克）。

[制用法]　将谷子炒黄，加水1碗煎至剩半碗。趁热1次服下，盖上被子出汗即愈。

[功　效]　祛风解表。用治产后感受风寒，发热恶寒。对一般感冒也有

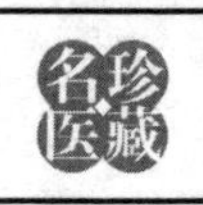
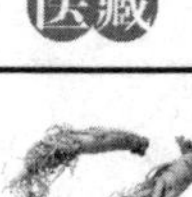
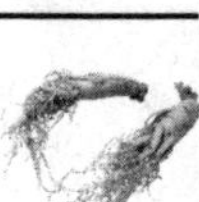
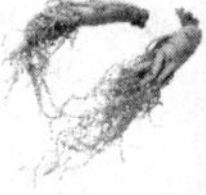
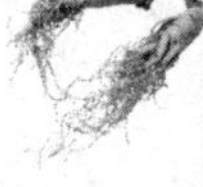
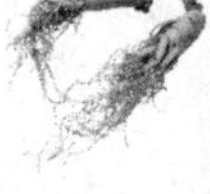
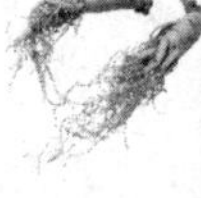
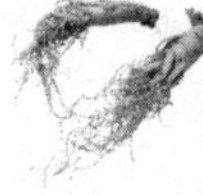

良效。

［验　证］　杨某某，女，30岁，产后感冒发烧，用上方烧退。

2. 蚕豆壳治产后风

［方　剂］　蚕豆壳、黄酒各适量。

［制用法］　蚕豆壳炒熟，研细。每次10克，黄酒送服。

［功　效］　驱逐风邪。用治产后诸风。

［验　证］　冯某某，女，32岁，患产后风，经用上方治愈。

3. 梨汁人乳治产后小便不通

［方　剂］　梨汁、人乳各1杯。

［制用法］　将梨切碎榨取汁同人乳共饮。早晚各1次。

［功　效］　清热降火，解毒利尿。

［验　证］　据《洄溪医案》记载：一妇产后小便不通，诸药不应，此冲任血虚气燥，膀胱不能施化，而水也竭也，令以梨汁、人乳各一杯早晚服之，而尿渐通。

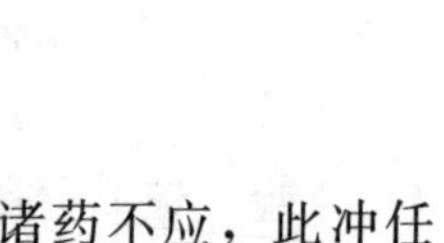
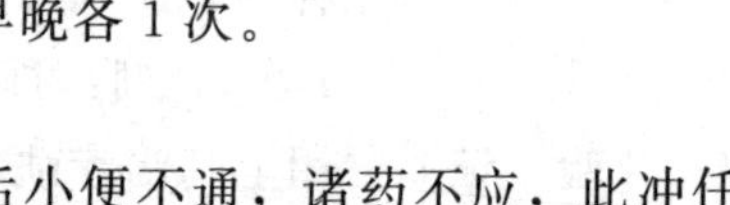
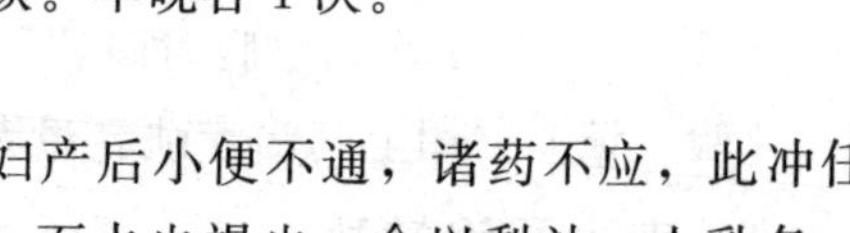
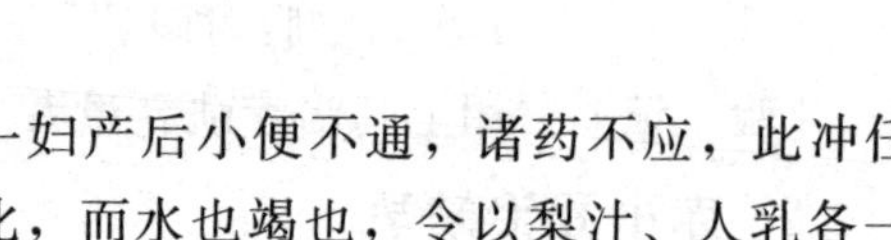
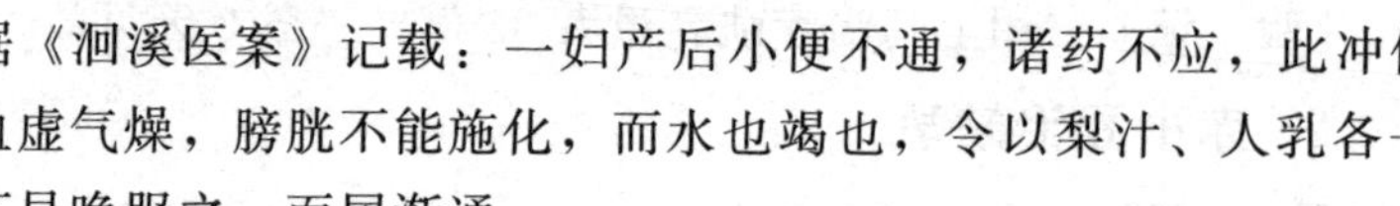

4. 鲫鱼治产后臂痛抽搐

［方　剂］　活鲫鱼1条（以250克者为佳），黄酒200克。

［制用法］　将鱼切成6厘米见方之块，不去鳞、肠，不用盐，用香油炸焦。将炸鱼干吃后，再喝热黄酒，取微汗。

［功　效］　调胃，下气。用治产后臂痛或抽搐。

［验　证］　据《中医实用效方》介绍验例，保定市李某之妻，产后臂痛时现抽搐，久治不愈，经用本方治愈。

5. 山药汤治产后大喘大汗

［方　剂］　山药180克。

［制用法］　洗净煎汤。连服3日，每日2次。

［功　效］　健脾，益阴，止渴，敛汗。用治产后因虚热引起的大喘大汗，身热劳嗽。

［验　证］　据《医学衷中参西录》介绍：一妇产后大喘大汗，身热劳嗽，诸医用黄芪、熟地等，汗出愈多，脉弱而数，急煎生山药180克，连服3日，诸病悉愈。

6. 生黄芪等治产后便秘

［方　剂］　黄生芪、白术各30克，生大黄（后下）6克，生甘草8克。

［制用法］　将上药水煎分2次服，每日1剂。

［验　证］　用本方治疗妇科手术后便秘患者65例，经服药3～5剂后，均

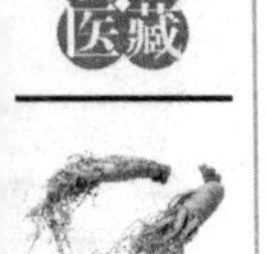
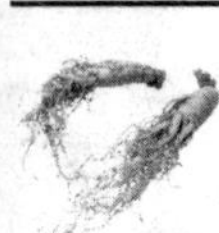

治愈。

十二、缺　　乳

缺乳指产后哺乳期乳汁分泌不足。多由产后气血虚弱，不能生化乳汁，或肝气郁结，气机不畅所致。

1. 黑芝麻、僵蚕等治缺乳

[方　剂]　僵蚕 6 克，黑芝麻、红糖各 30 克。

[制用法]　将僵蚕研细，芝麻捣碎，加入红糖后拌匀。用时，将药放入茶杯内，倒入沸开水，加盖后待 10 分钟左右，1 次顿服，每日服 1 次，空腹时服。

[验　证]　用上药治疗缺乳患者 32 例，一般 2 天见效，3～5 天乳汁通行。

2. 赤小豆治缺乳

[方　剂]　赤小豆 500 克。

[制用法]　每天早、晚各服 1 半的煎赤小豆汤液（去豆、饮浓汤）。连服 3～5 天。

[验　证]　用上药治疗有缺乳患者 20 例，均获得很好的效果。

3. 金银花等治缺乳

[方　剂]　金银花、蒲公英、王不留行各 15 克。

[制用法]　将上药水煎 3 次后合并药液，分 3 次服，并以黄酒少量为引。每日 1 剂。

[验　证]　用本方治疗缺乳患者 68 例，一般服药 2～4 剂即可痊愈。

十三、回　　乳

由于某种原因致使乳母不能进行正常哺乳，如乳母患传染病或婴儿死亡等，须进行回乳，以免乳房胀痛和发生乳腺炎。

1. 生麦芽回乳

[方　剂]　生麦芽 120 克。

[制用法]　将上药微火炒黄，置锅内，加水 800 毫升，煎至 400 毫升，滤汁；再加水 600～700 毫升，煎至 400 毫升，将 2 次药汁混合为 1 日量，分 3 次温服。

[验　证]　用上药回乳 11 例，多在 2 剂获得痊愈。

2. 莱菔子回乳

［方　剂］　莱菔子30～40克。

［制用法］　将上药打碎，加水浸泡30分钟后，水煎分3次温服。每日1剂。

［验　证］　用本方回乳35例，均在服药2～4剂获得治愈。

3. 神曲、蒲公英回乳

［方　剂］　神曲、蒲公英各30克。

［制用法］　将上药水煎，每日2次，每日1剂。同时，趁热将药渣用干净纱布包好，放在乳房上热熨。

［验　证］　用上药回乳20余例，疗效很好。一般经用1～2剂，即可消肿痊愈。

4. 陈皮等回乳

［方　剂］　陈皮、莱菔子、柴胡各15克。

［制用法］　将上药水煎分2次服，每日1剂。

［验　证］　用本方回乳39例，一般用药2～6剂即可获得治愈。

十四、不孕症

不孕症指女子结婚后夫妇同居2年以上，配偶生殖功能正常，未避孕而不受孕者。本病发生的原因有肾虚、肝郁、痰湿、血瘀等，临床常用的有效的偏方、验方主要如下。

1. 狗头散治不孕症

［方　剂］　全狗头骨1个。

［制用法］　将狗头骨砸成碎块，焙干或用砂炒干焦，研成细末。服药前测基础体温，有排卵的体温曲线呈双相型，即月经后3～7天开始服药。每晚临睡时服狗头散10克，黄酒、红糖为引，连服4天为1疗程。忌食生冷。未成孕者，下次月经过后再服。连用3个疗程而无效者，改用他法治疗。

［功　效］　治不孕症。

［验　证］　其中服药1疗程受孕者360例，服药2个疗程受孕者34例，3个疗程受孕者6例。

［备　注］　全狗头骨散治疗不孕症，作用机理不明，有待进一步探讨，可能是狗头骨和狗肉为热性，故对宫寒、子宫发育欠佳而不能受

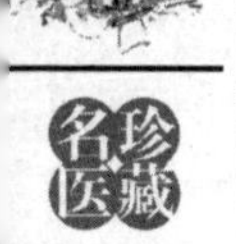

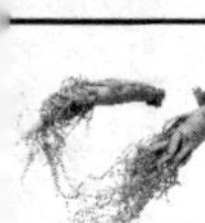

孕者有效，对其他型和器质性病变不孕者则欠佳。

2. 调经种子汤治不孕

［方　剂］　当归15克，川芎10克，白芍10克，熟地15克，制香附10克，仙灵脾15克，紫石英15克，紫河车粉4克（分冲），肉苁蓉15克。

［加　减］　经行腹痛有血块者加丹参15克，以活血化瘀；行经时乳房胀痛者加柴胡10克，以舒肝开郁；腰酸腿软者加川续断15克，以补肝肾壮筋骨；血虚明显者加黄芪补气以生血。

［制用法］　每天1剂，煎2遍和匀，早晚分服。每于经前1周服药，服至月经来时停药为1个疗程，连服3个疗程。

［功　效］　当归、川芎、白芍、熟地四物补血和血调经；制香附理气调经；仙灵脾、肉苁蓉补肾益精；紫河车大补气血，可治下元衰惫不能生育；紫石英镇心养肝温经，治血海虚寒不孕。故冲任不调，下元不足，宫寒不孕者宜之。

［验　证］　文某某，女，32岁。就诊日期：1962年1月13日。结婚8年未孕，经事失调，每过期10～20天一行，来时下腹痛胀，舌苔薄白，脉缓。予本方治疗，服3个疗程，经事准则，下腹痛胀均解，第4个月怀孕，足月产一男孩。

3. 椒附散治不孕症

［方　剂］　食盐30克，川椒、熟附子各15克，生姜5～10片，艾炷21壮（如黄豆大）。

［制用法］　先将食盐研细末待用，次将川椒、附子共研细末，贮瓶备用。用时先取食盐15～30克填入患者的脐孔内，取艾炷置食盐上点燃灸7壮，继之去除脐中食盐，再以川椒、附子末填入脐孔内，以生姜片覆盖于脐上，再用艾炷置脐上灸之，连续灸14壮。每天如上填药艾灸1次，7天为1疗程。

［功　效］　温通经络。

［验　证］　屡用有效。

［备　注］　引自《外治记要》。

4. 嗣子汤治疗不孕症

［方　剂］　鹿衔草60克，菟丝子、白蒺藜、槟榔各15克，细辛3克，辛荑、高良姜、香附、当归各10克。

［制用法］　水煎服，每日1剂。

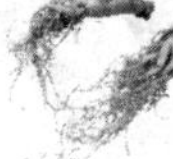

［功　效］　补肾益精，疏肝解郁，调理冲任，温暖胞宫。

［疗　效］　所治12例，经分别服20～60剂，除1例未坚持服药外，余均获效。

［验　证］　张某某，女，28岁，教员。婚后年余未孕，经妇检子宫发育不良，并后倾。形衰色悴，月事延期，经色紫黯，量少有块，舌淡红，苔薄白，脉沉弱无力。诊断为原发性不孕。证属肾精虚损、冲任失调。投嗣子汤，服40剂后，经水来潮，原方制成丸剂，调治月余，次年3月育婴。

5. 通任种子汤加味治阻塞性不孕

［方　剂］　香附、赤芍、白芍、桃仁、红花、络石藤各9克，川芎、小茴香、炙甘草各6克，川牛膝、王不留行、路路通各12克，丹参30克，穿山甲3克。

［制用法］　每天1剂，水煎2次分服，连服4天，停服1天。1个月为1疗程。

［功　效］　治阻塞性不孕。

［验　证］　王某，39岁，1986年12月16日初诊。婚后14年，继发性不孕8年。孕1产1，上节育环避孕2年，摘环后8年未孕。经期如常，5～6天/26～28天，量中等，色红夹紫黑色血块；白带量多，伴小腹胀痛。平时大便溏薄，舌淡苔白，脉弦细。妇检：宫颈Ⅰ°糜烂，宫体后倾偏右，正常大小，双附件正常。子宫输卵管通液示不通。基础体温呈双相曲线。男方精液检查正常。诊为输卵管炎性阻塞不孕，遵上方治疗1疗程，复查输卵管通液试验通畅。1987年3月12日来经，后未再经转，于1987年12月23日足月顺产一男婴。

十五、更年期综合征

更年期综合征指女性到了50岁左右，由于卵巢功能减退，所出现的一系列以植物神经功能紊乱为主的症候群。

1. 何首乌等治女性更年期综合征

［方　剂］　何首乌15克，怀山药、山萸肉、仙茅、益母草、生地黄、熟地各12克，茯苓、丹皮、炒当归、炙甘草各10克。

［制用法］　将上药水煎3次后合并药液，分3次日服，每日1剂。1周为1个疗程。

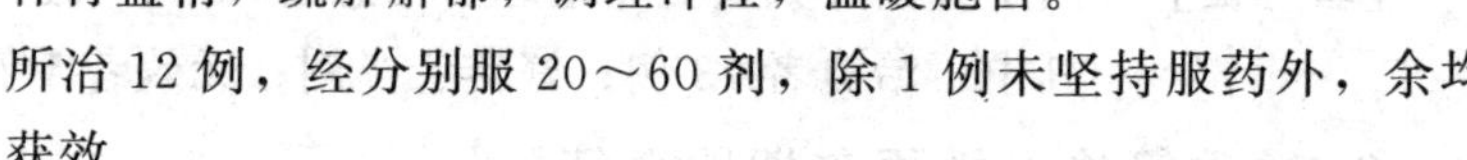

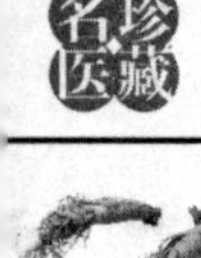

[验　证]　用本方治疗妇女更年期综合征患者76例，经用药1～2个疗程，其中，治愈者73例；好转者2例；无效者1例。

2. 珍珠等治女性更年期综合征

[方　剂]　珍珠母（先煎）、淮小麦各30克，党参、生黄芪、全当归各15克，柴胡、黄芩、黑山栀、姜半夏各10克，仙灵脾、女贞子各12克，炙甘草6克。

[加　减]　若口渴者，加玉竹10克，石斛12克；若失眠者，加夜交藤15克，柏子仁10克，五味子6克；若伴高血压者，加钩藤、丹参各15克，牛膝10克，地龙8克。

[制用法]　将上药水煎，每日1剂，分3次口服。5剂为1个疗程。可连服2～3个疗程，直至痊愈为止。

[验　证]　用本方治疗女性更年期综合征患者133例，其中，治愈者128例；显效者5例。一般用药2～3个疗程即可治愈或显效。

3. 白芍等治女性更年期综合征

[方　剂]　白芍20克，仙灵脾、菟丝子、覆盆子、女贞子、生地、紫草、桑寄生、钩藤、制香附、生麦芽各15克，全当归、甘草各10克。

[加　减]　若烦躁不安者，加大枣5枚，淮小麦、炙甘草、柏子仁、远志各10克；若神疲乏力、大便稀溏者，加怀山药、茯苓、党参、白术各10克；若头晕耳鸣者，加女贞子、石决明、夏枯草、墨旱莲各10克；苦失眠心悸者，加酸枣仁、制何首乌、麦门冬、北沙参、五味子各10克；若自汗、盗汗者，加北黄芪30克，浮小麦、糯稻根各20克。

[制用法]　将上药水煎，每日1剂，分2～3个疗程，以巩固疗效。

[验　证]　用本方治疗女性更年期综合征患者125例，其中，治愈者122例，有效者3例。服药1个疗程治愈者38例，2个疗程治愈者42例；，个疗程治愈者42例。治程中未见不良反应。

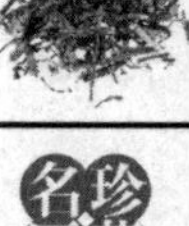

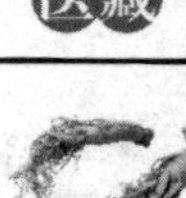

第三篇　儿科防治秘方

一、小儿感冒

感冒是一种常见的外感性疾病，一年四季均可发生。祖国医学根据感冒的病因，将感冒分为风寒感冒、风热感冒和暑湿感冒。

1. 茱矾膏治小儿感冒

［方　剂］　吴茱萸、明矾各6克。

［制用法］　上为细末，以鸡蛋清调匀成膏状，备用。取药膏敷于两足心（涌泉穴）或手心（劳宫穴），外以纱布包扎固定。每日换药1次。

［功　效］　散邪逐热。小儿感冒。

［验　证］　屡用皆效。

［备　注］　引自《外治汇要》。又用生南星，雄黄各15克，研细，醋调敷足心（双）。一般24小时内可退热。或用葱白头7个，生姜1片，淡豆豉7粒，捣烂敷囟门上。贴后有发汗反应。

2. 加味杏苏散治小儿风寒感冒

［方　剂］　杏仁、苏叶、前胡、半夏、陈皮、桔梗、枳壳、茯苓、甘草各1克。

［制用法］　上为细末，备用。上药加白蜜糖75克，连须葱白3根捣烂如泥状，另用萝卜汁10克，大枣3克（去核捣烂），令诸药成药饼状，敷于患儿脐上，半小时换药1次。

［功　效］　疏散风寒，理气化痰。小儿感冒（风寒型）。

［验　证］　屡用效佳，一般2次可愈。

［备　注］　引自《外治汇要》。又乳儿伤风，鼻塞不通，将葱管划破，贴小儿鼻梁上，效良。

3. 葱豉泥治小儿风寒感冒

［方　剂］　香豉3克，葱白头3根。

［制用法］　将香豉研末，葱白头捣烂如泥，2味混合加入滚开水少许调和，

备用。敷贴于劳宫穴（双）上，外以纱布包扎固定。

［功　效］　疏散风寒。小儿风寒感冒。

［验　证］　用之临床，每获良效。

［备　注］　引自1979年《上海中医药杂志》第2期。

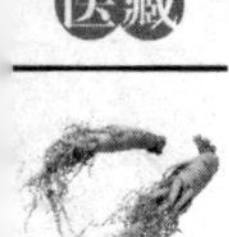

4. 姜糖水治风寒感冒

［方　剂］　生姜15～30克，红糖20克。

［制用法］　将生姜洗净，切作片，捣烂，入红糖水煎。趁热饮用，每次服50～100毫升。服后盖被见微汗。

［功　效］　散寒祛风。用治小儿风寒感冒之畏寒、头痛、鼻塞、流清涕。

［验　证］　王某，男，6岁，患风寒感冒，其母亲在医药杂志此见上方，用之痊愈。

5. 葱液治感冒

［方　剂］　大葱、香油各适量。

［制用法］　葱叶切断，取葱管中滴出之涎液，再滴入数滴香油，搅匀。用手指蘸油摩擦患儿手足心、头面及后背等处，每日多次。注意勿着凉。

［功　效］　降温退热，解毒凉肌。用治风热感冒。

［验　证］　据《新中医》杂志介绍疗效颇佳。

二、小儿发热

小儿脏腑娇嫩，不耐寒热。又小儿智力未开，往往寒凉不知御，炎热不知避，饥饿无度，因此无论内伤外感，多互结为患，邪从热化，导致发热。

1. 黄瓜豆腐汤治小儿发热

［方　剂］　黄瓜250克，豆腐500克。

［制用法］　黄瓜、豆腐切片，加水煮汤。每饮一大杯，日用2次。

［功　效］　清热，生津，润燥。用治小儿夏季发热不退、口渴饮水多、尿多。

［验　证］　关某，男，5岁，发热不退，用上方痊愈。

2. 薷膏汤治疗小儿夏季高热

［方　剂］　香薷3克，生石膏30克（打碎先煎）。

［制用法］　水煎服。

［功　效］　治小儿高热良效。

［验　证］　姚某某，女，4岁，1983年8月5日初诊。患儿夜晚纳凉感寒，翌日清晨高热烦躁，注射青霉素及复方安基比林等药，体温未降，遂来就诊。诊时高热无汗，微恶风寒，口渴引饮，面赤，烦躁不安，舌红、苔薄黄，脉浮数。体温40.2℃。血检：白细胞4500/立方毫米、中性50%、淋巴42%。乃因盛夏之际，暑热内蕴，复为寒闭所致。投以薷膏汤2剂。1剂后，遍身微微汗出，热度渐退，神情安定。2剂药毕，体温降至正常。

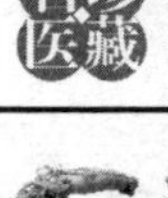

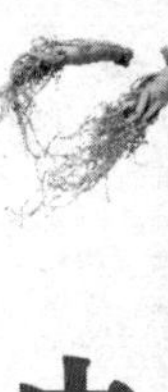

3. **大剂石膏治疗小儿高热**

［方　剂］　生石膏100～150克。

［制用法］　水煎服。

［疗　效］　经本法治疗40例，生石膏用量超过150克9例，150克以下31例，40例用药后都达到退热的满意效果。

［验　证］　笔者应用于临床，治疗30例小儿高热，屡试屡效。

［备　注］　体温在39℃以上，只要见到高热、汗出、口渴三症，即为大剂石膏使用之例。尤以高热和汗出为主要指标；若只见高热，不见汗出不在此例。

4. **葛根汤治小儿发热**

［方　剂］　葛根10～15克，麻黄3～6克，桂枝6～10克，芍药6～10克，大枣3枚，生姜9克，甘草3克。

［制用法］　水煎服，每日1剂，分两次服。

［疗　效］　陈菊仙老中医运用此方治疗小儿发热110例，疗效满意。

［验　证］　李某，11岁，发热1周，体温波动于38℃～39℃之间。症见恶寒发热，身痛无汗，咳嗽咳痰，痰质清稀色白，腹胀纳呆，大便干涩，舌淡、苔白腻，脉紧滑。以葛根汤为主方，佐神曲、法半夏、陈皮、厚朴各10克，服1剂。是晚遍身微汗出，翌晨大便1次，量多气臭，体温降至36.5℃。

［备　注］　此为1～7岁量，用时可按年龄酌情加减。兼肺咳或胃肠症，辅以二陈汤或平胃散。

5. **大柴胡汤治疗小儿高热**

［方　剂］　柴胡、黄芩、法半夏、枳实、白芍各10克，大黄6克，大枣3枚，生姜3片。

［制用法］　第1剂中大黄后下。若患儿服药后腹泻1～2次，第2剂中大黄可同煎；如患儿热退，则可去掉大黄。5岁以下患儿减半量。

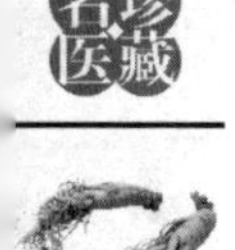
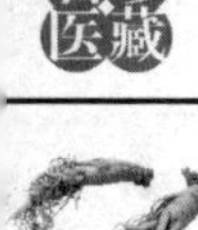

[疗　效]　用此方治疗小儿高热 39 例，均接受足量抗生素和解热药治疗无效而转中医治疗。其中男 21 例，女 18 例，年龄 2～12 岁.体温最高 40.5℃、最低 38℃，病程最长 34 天、最短 3 天。服第 1 剂退热者 17 例，服 2 剂退热者 14 例，服 3～6 剂退热者 6 例，2 例因右下肺肺炎服药无效。

[验　证]　贵刊 1990 年第 3 期刊登了"大柴胡汤治疗小儿高热 39 例"的报道，阅后不久遇 1 例适合用药的患儿，即给 2 剂中药，并嘱家属按文中介绍的方法服用。服 1 剂后，热即退。以后，我又按照文中的治疗方法，多次使用此方，皆获得了其他药物所达不到的效果。我十分感谢编辑同志在审稿时付出的辛勤劳动，我亦衷心地感谢张俊杰老师能把自已的经验贡献给大家。

[备　注]　引自《新中医》第 7 期。

三、小儿支气管哮喘

小儿支气管哮喘，是小儿常见病、多发病。其发病病因，临床表现与内科"支气管哮喘"中所述基本相似，其所列方剂亦可互用。现根据小儿哮喘特点，选录数方，以备选用。

1. 胎猪治小儿哮喘

[方　剂]　胎猪（未出生之猪胎）或刚生出尚未呼吸的仔猪 1 个。

[制用法]　将仔猪去毛及内脏，洗净切碎，煮熟，加米粉及适量食盐，再次煮成糊状，1～2 天内分次吃完。

[功　效]　治小儿哮喘。

[验　证]　据《新医学》1973 年 9 期介绍，本方经治 6 例小儿哮喘病，全部有效。其中 2 例观察 24 年无复发，其余 4 例已观察 2 年未见复发。

2. 猫胞衣治小儿咳喘

[方　剂]　猫胞衣。

[制用法]　洗净，风干后放瓦上，以文火焙炙存性，研细末，以黄酒送服，每次 1～2 克，日 2 次。服后盖上棉被取汗。

[功　效]　温中降逆。用治因风寒所致小儿咳喘。

[验　证]　据《浙江中医》1966 年 2 月号介绍：邱姓小儿，1951 年因娩出后裸体时间较长受寒，致患气喘病。每逢天气转凉，即喘咳不止。邻居授此偏方，先后用猫胞衣 2 具，喘咳见缓，共服 3

具而愈。

3. 鸡蛋加蜂蜜治小儿支气管哮喘

［方　剂］　鸡蛋1～2个，蜂蜜1～2汤匙。

［制用法］　将鸡蛋去壳，在油锅内煎熟，趁热加蜂蜜，立即进食。

［功　效］　滋阴养血，清热润燥。用治小儿支气管哮喘。

［验　证］　此方应在春季服用，每天早晨吃1次，连服2～3个月，有较明显的疗效。据《中国食品》1984年第3期介绍：一位14岁的女孩，从9岁得了支气管哮喘病，常年咳喘不止，各种药物治疗无效，胸部已有变形。12岁那年春天应用上方，不到3个月，哮喘病就好了。身高、体重也增加了，发育也较前快，而且哮喘再未复发。

4. 芝麻秸治小儿盐哮

［方　剂］　芝麻秸、豆腐各适量。

［制用法］　将芝麻秸切断放瓦上烧存性，研成末。以生豆腐蘸食，不得用调味品，每日2次。

［功　效］　清热，生津，润燥，化湿，祛痰。

［验　证］　据《健康报》介绍读者反映疗效显著。

［备　注］　盐哮，病名。指食过多咸味饮食引起的哮吼。由于饮食酸咸太过，痰湿结聚，一遇风寒，气郁痰壅而发。治宜分辨属寒属热。于处方中加入饴糖或砂糖等甘味药，可收到疗效。

四、小儿疳积

疳积证是儿科常见的一种胃肠功能障碍和营养紊乱的疾患，病因起于母乳不足或长期饮食不调，或用药过多。其症状为面黄肌瘦、头发稀疏、大便腥黏、腹部凹陷如舟，此病宜健脾为主。另一种是因虫积或饮食肥甘而来，其症状是腹大坚硬、口臭、下唇有白泡、舌面有红点，这时要先消积杀虫，再来调理脾胃。

1. 疳积散外敷内关穴治疗小儿疳积

［方　剂］　桃仁、杏仁、生山栀各等份，冰片、樟脑少许。

［制用法］　桃仁、杏仁、生山栀，晒干研末，加冰片、樟脑少许，贮藏备用。用时取药末15～20克，用鸡蛋清调拌成糊状，干湿适宜，敷于双侧内关穴，然后用纱布包扎，不宜太紧，24小时后

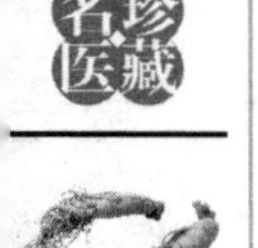

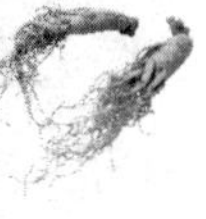

去之。

［疗　效］　疳证初、中期，一般1次见效，少数患儿2次，最多不超过3次，每次间隔2～3天。

［验　证］　马某，女，4岁，1997年3月22日诊。患小儿疳证，现3周未解，经治无效。脘腹胀满，舌苔薄黄，脉弦滑。查阅前医处方，有谓气机郁滞用六磨汤加味；有言气血两亏而用黄芪汤，尚有专事清热生津而进增液汤合麻仁丸者。细思诸方既鲜疗效，似应另辟蹊径。联想小儿疳证中胃肠积滞型的患儿，亦有大便干结之症，经疳积散外敷后，竟很快症消。于是将疳积散（桃仁、杏仁、山栀子各20克，樟脑、冰片各2克）细末用蛋清调成糊状外敷内关穴，每天换药1次。敷5天，患者大便即通，为巩固疗效，又敷1周，随访半年未再发。

［备　注］　小儿疳证，见面色萎黄，形体略瘦，烦躁易怒、好哭；时有低热，日轻暮重；口渴欲饮，但饮之不多，胃纳欠佳，偏嗜香甜，大便稀溏，或不稀不稠，舌苔白腻等。

2. 疳积散外敷治疗小儿疳积

［方　剂］　杏仁、桃仁、山栀子、皮硝各10克，白胡椒7粒，葱白7根（每根寸许）。

［制用法］　上药研末，加鸭蛋1枚（弃黄取清）、白酒5毫升，调拌，然后用纱布压成2块药饼，外敷神厥、命门2穴，24小时后取下。

［功　效］　治小儿疳积良方。

［验　证］　张某某，男，4岁，1986年8月17日诊。食欲不振，精神欠佳，形体消瘦，口渴喜饮。腹臌，大便稀溏（每天2～3次），面黄憔悴，发黄易落，白睛青蓝；手心热，指纹色淡滞，青筋已达气关；体温37.6℃，大便常规（—）。用疳积散外敷神厥、命门。8月20日二诊：食欲增，腹软，口少渴，精神佳，二便正常。继用稚儿灵、婴儿素调服1周而愈。

3. 炒玉米扁豆等治小儿疳积

［方　剂］　炒玉米、炒扁豆各18克，神曲、炒莲肉（去心）、茯苓各12克，炒麦芽、炒砂仁、煨肉豆蔻、使君子肉各9克，陈皮6克。

［制用法］　上药焙干碾碎，过筛为细末，贮瓶备用。用时，取鸡蛋1个，顶端开一小口，将蛋清倒出，放药末1.5～2.1克于鸡蛋内搅匀，以面包裹煨熟（面干蛋熟）。小儿半岁至3岁食蛋每天1

个，4～6 岁每天 2 个，1 个月为 1 个疗程。

［验　证］ 用上药治疗小儿脾虚疳积 50 多例，一般服药 1 个疗程即愈，仅有个别患儿用药 2 个疗程。

4. 神曲山楂等治小儿疳积

［方　剂］ 神曲、山楂、茯苓、苏子、草决明、车前子各 6 克，蝉蜕 2 克，鸡内金 4 克，枳实 9 克。

［制用法］ 将上药水煎，每日 1 剂，分 2 次服。

［验　证］ 用上方治疗小儿疳积患儿，一般连服 3 日可愈。如 1～2 年后复发可照此方再服。

5. 肥儿膏治小儿疳积

［方　剂］ 黄芪、茯苓、白术、炙甘草、制厚朴、槟榔、山楂、麦芽、神曲、陈皮、益智仁、木香、砂仁、山药、莪术、使君子、川楝肉、胡黄连、芜荑各 15 克。

［制用法］ 麻油熬，黄丹收，朱砂 3 克搅匀，摊膏备用。贴肚脐上。

［功　效］ 益气健脾，消积化食。疳病虚中夹实，脾胀泄泻及疹后将成疳者。

［验　证］ 屡用皆效。

［备　注］ 引自《理论骈文》。

6. 疳积方治小儿疳积

［方　剂］ 皮硝 9 克，苦杏仁 6 克，生栀子 7 粒。真头道酒糟 180 克，葱头 7 个，白飞罗面 9 克，大红枣 7 粒（去核）。

［制用法］ 共入石臼内，捣烂如泥，备用。用白布 2 幅，约半尺阔，把药放在布上摊开。1 幅贴在肚脐眼上，1 幅贴背后，对着肚脐眼处，用带捆好。贴 3 日后，皮肉上不见青色，再贴 1 次。

［功　效］ 清热，行滞，消积，健脾。

［验　证］ 屡试屡验。

［备　注］ 引自《病家常识》。

7. 治疳灵治小儿疳积

［方　剂］ 生栀子仁 30 粒，桃仁 7 粒，皮硝 9 克，葱头 7 个，飞罗面 1 匙，鸡蛋 1 枚（去黄），蜂蜜适量。

［制用法］ 将上药研为细末，用蜂蜜、蛋清调匀，备用。用荷叶为托，外敷肚皮上，用纱布固定，每日换药 1 次。

［功　效］ 清热，活血，消积。小儿疳积，症见头大颈细，面露青筋，腹

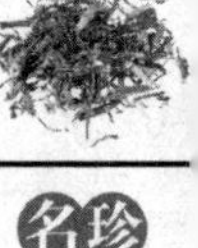

大便泻等。

［验　证］　屡用屡效。

［备　注］　引自《经验奇效良方》。

8. 贴敷方治小儿疳积

［方　剂］　①车前子适量，大蒜 2 瓣。②莱菔子（炒熟）10 克，芒硝（研细）20 克。③五倍子（焙黄）10 克。④生香附、生半夏各 10 克。

［制用法］　方①车前子炒研，大蒜捣烂，调匀备用。方②用布袋装药，备用。方③研末醋调匀备用。方④共研细末，用鸡蛋清调匀，用布包好，备用。治疗时：方①敷脐部 4 小时取下。方②贴按中脘部。方③贴囟门处。方④敷脚心涌泉穴（左右均可）。

［功　效］　①解毒利水消积。②理气化积。③消炎，化瘀，收敛化积。④理气，燥湿，化积。

［验　证］　上 4 方随症选用，效佳。

［备　注］　民间方。

五、厌 食 症

小儿厌食，属中医“纳呆”、“恶食”范畴。是指因消化功能障碍引起的一种慢性消化性疾病。一般多见于学龄前儿童，成年人亦有之。

1. 吴茱萸椒矾散治小儿厌食

［方　剂］　吴茱萸、白胡椒、白矾各等份。

［制用法］　上药共研细末，贮瓶备用。用时取上药粉 20 克，用陈醋调和成软膏状，敷于两足心涌泉穴上，外用纱布包扎固定。每日换药 1 次。

［功　效］　温中散寒，清热燥湿。

［验　证］　屡用效佳。

［备　注］　引自《外治汇要》。

2. 怀山药等治小儿厌食

［方　剂］　怀山药、扁豆、茯苓、炒谷芽、炒麦芽各 12 克，枳壳、鸡内金、炙甘草各 6 克。

［制用法］　将上药水煎，分 2～3 次口服，每日 1 剂。5 天为 1 个疗程。

［验　证］　用本方治疗小儿厌食症患者 95 例，其中，治愈者 90 例，好转

者5例。

3. 皂荚治厌食

［方　剂］　皂荚100克。

［制用法］　取干燥皮厚、质硬光滑、深褐色的无虫蛀之皂荚，刷尽泥灰，切断，放入铁锅内，先武火，后文火煅存性，剥开荚口，以内无生心为度，研细为末瓶装备用。用时，每次1克，以红糖适量拌匀吞服。每日2次。

［验　证］　用本方治疗小儿厌食症患者120例，其中，治愈者118例，好转者2例。

4. 鸡内金、芡实等治厌食症

［方　剂］　怀山药、薏苡仁各250克，鸡内金、芡实、扁豆蔻150克，稻米6000克。

［制用法］　将上药分次下锅，用文火炒成淡黄色，混合后研为极细末，装入瓶内备用。同时，取药末1汤匙，用滚开水冲服，每日早、晚各1次。10天为1个疗程。

［验　证］　用本方治疗小儿厌食症患者193例，其中，治愈者185例，显效者8例。治愈的185例中，1个疗程治愈者67例，2个疗程治愈者53例，3个疗程治愈者50例，4个疗程治愈者15例。

5. 健脾开胃散治疗小儿厌食症

［方　剂］　饭锅巴、面锅巴各150克，淮山药15克，莲子、薏苡仁、白术各10克，山楂、麦芽，神曲各9克，砂仁6克，甘草3克。

［制用法］　水煎服，每天1剂，5天为1疗程。

［功　效］　健脾醒胃，消食导滞。

［验　证］　李某，男，5岁，1991年2月诊。患儿因春节期间过食瓜果肥腻之品，逐渐出现厌食、身体消瘦，经中西医多方治疗，未见好转。体征：面色萎黄，脘腹胀满，食少纳呆，尿多便溏，舌淡、苔薄腻。此乃饮食不节，食滞中焦，寒温不当，脾困湿阻。方用健脾开胃散，进5剂，患儿饮食倍增，精神好转。效不更方，再进5剂，饮食如常，面色红润。

6. 五香姜醋鱼治厌食症

［方　剂］　藿香、砂仁、草果仁、橘皮、五味子各等份，研成细末，过筛后备用。

［制用法］　取鲜鲤鱼1条，放油锅内煎炸数分钟，加入碎生姜5克、五香

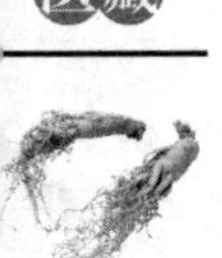
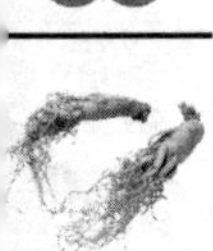

粉3克，翻动后加入米醋一小杯，放入菜盘内令患者嗅之，使病人口流唾液，然后令病人作菜食用。

［功　效］　治厌食有良效。

［验　证］　绍某，女，49岁。厌食3个月，于1982年3月12日来院门诊。自诉食欲不振，食量少，时而呃逆，嗳气，倦怠乏力，头晕失眠，精神恍惚，记忆力减退，心慌。面色萎黄，舌淡苔白，脉细缓。用五香姜醋鱼，连服5天，食欲明显好转，每餐可食2碗饭，连服5天后痊愈。

［备　注］　方中藿香、砂仁、草果仁芳香化湿醒脾，橘皮行气健脾和胃，五味子益气生津敛阴，生姜健胃助消化，米醋敛肝胃，鲤鱼味道鲜美，可促进食欲。诸药合用，使脾气升，胃气降，补而不滞，温不伤阴，五味俱全，患者乐服，实为治疗厌食症之妙方。

7. 栀杏膏治小儿厌食

［方　剂］　杏仁（去皮）、栀子、小红枣（前3味药、女子各用7粒，男子各用8粒），黍米1撮。

［制用法］　先将黍米、红枣放入碗中，加适量水，上锅蒸20分钟取出，待凉后，将枣核去掉，再加入前2味药粉，一起捣如烂泥状，平摊于一块黑布上，备用。将膏药贴敷于脐腹部，用胶布固定，敷24小时后去掉，以腹部出现青色为宜，连敷2贴。

［功　效］　健脾醒胃，消炎化积。

［验　证］　治疗40例，1例因胶布过敏而停用，余均治愈。

［备　注］　引自1988年《河北中医》第2期。成人亦可用之。

8. 消化膏治小儿厌食

［方　剂］　炒神曲、炒麦芽、焦山楂各10克，炒莱菔子、陈皮、炒鸡内金各6克，延胡索5克。

［制用法］　上药共研细末，备用。用时取10～15克药粉，加入淀粉少许，用白开水调成软膏状，敷贴肚脐上，外用纱布固定。晚敷晨取，每日1次，5次为1疗程。

［功　效］　消食化积，理气导滞。

［验　证］　一般连敷1～2疗程即可见效或痊愈。

［备　注］　笔者经验方。

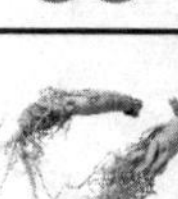

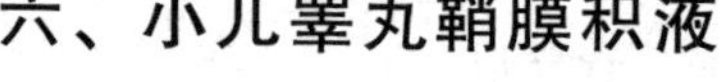

六、小儿睾丸鞘膜积液

鞘膜积液，属中医“水疝”范畴。常见于婴幼儿。

多因先天不足，气化失常，水湿下注或湿热下注所致。或由睾丸外伤、丝虫感染等因素引起。

1. 肉桂煅龙骨等治小儿睾丸鞘膜积液

［方　剂］　肉桂6克，煅龙骨、五倍子、枯矾各15克。

［制用法］　将上药捣碎加水约700毫升，放于药锅内煎煮，水沸后30分钟将煎出液滤出，待冷却到与皮肤温度相近时，把阴囊全部放入盛药液的容器内，浸洗约30分钟，每2日1剂，连用8剂。

［验　证］　用上药治疗小儿睾丸鞘膜积液患儿11例，原发性睾丸鞘膜积液10例，继发性睾丸鞘膜积液1例，均获痊愈，随访1年未见复发。治愈时间：10天内治愈者4例，11～15天治愈者6例，16天以上治愈者1例。用药最少者5剂，最多者9剂。

2. 母丁香治小儿睾丸鞘膜积液

［方　剂］　母丁香100克。

［制用法］　将上药共研为极细末，装入瓶内密闭备用。用时，取药末2克（先将肚脐周围洗干净、擦干）放入患者肚脐中，然后盖上无菌敷料，用胶布呈十字固定。每隔2天换药1次。10次为1个疗程。

［验　证］　用本方治疗小儿睾丸鞘膜积液患者138例，其中治愈者130例；有效者5例；无效者3例。治愈的130例中，1个疗程治愈者43例，2个疗程治愈者57例，3个疗程治愈者30例。

3. 二仁消液膏治小儿睾丸鞘膜积液

［方　剂］　炒桃仁、炒杏仁各30克，川楝子60克，蓖麻子120克，麝香1.5克。

［制用法］　将前四味药共捣烂如泥，加麝香拌匀，备用。每取1/5药膏平摊于纱布上，夜间睡前敷贴患处，外以胶布固定，翌晨取掉。连敷5～10次。

［功　效］　止痛消液。

［验　证］　治疗10余例，效果满意。

［备　注］　引自1981年《湖北中医杂志》(2)。

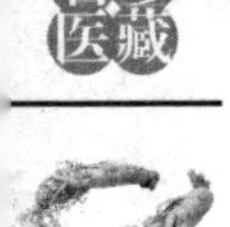
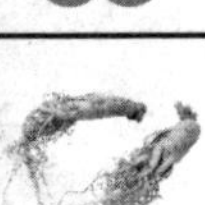

4. **桂冰散治小儿鞘膜积液**

[方　剂]　肉桂、冰片各等份。

[制用法]　上药共研细末，备用。用黑膏药（由香油、黄丹熬成）1张，取上药粉适量撒于药膏上，贴敷患处，若膏药破裂可重盖1张，1周换药1次，以治愈为度。

[功　效]　止痛消液。

[验　证]　屡试屡验。

[备　注]　引自《外治汇要》。

5. **暖脐膏治小儿睾丸鞘膜积液**

[方　剂]　万应膏500克，白胡椒12克，肉桂24克。

[制用法]　将后2味研细末，调入万应膏内搅匀，摊布上，备用。贴积液处。

[功　效]　止痛消液。

[验　证]　屡用效佳。一般连用3次即愈。

[备　注]　引自1985年《浙江中医杂志》(6)。

七、小儿尿频症

小儿受炎症刺激导致排尿次数增多称尿频症。

1. **党参黄芪等治小儿尿频症**

[方　剂]　党参、黄芪各12克，台乌药、怀山药、益智仁、金樱子各10克，白术、生地黄、陈皮各8克，柴胡、升麻、生甘草各5克。

[制用法]　将上药水煎3次后合并药液，浓缩成150毫升，分2～4次温服，每日1剂。5剂为1个疗程。

[验　证]　用本方治疗小儿尿频症患者163例，其中治愈者161例，显效者2例。治愈的161例中，服药2～4剂治愈者53例；5～8剂治愈者47例；9～12剂治愈者31例；13～15剂治愈者30例。

2. **茅根生地等治小儿尿频症**

[方　剂]　鲜白茅根30克，生地10克，木通6克，生甘草、竹叶各3克。

[制用法]　将上药加入适当清水浸渍半小时，煮沸后再煎20分钟，每日1剂，2次分服或代茶频饮。

[验　证]　用上药治疗小儿白天尿频患儿55例，其中痊愈者53例，无效者2例。一般服5～10剂即可。

3. 生木瓜治小儿尿频症

［方　剂］　生木瓜（大者1枚）。

［制用法］　将上药切片，泡酒1周。用时，每次用药9克，水煎，每日1剂，煎服2次。

［验　证］　用本方治疗小儿尿频症患者，一般情况，5剂即愈，多者7剂则愈。笔者经治9例，治愈7例，显效2例。

八、小儿遗尿症

遗尿俗称“尿床”。是指3周岁以上小儿，睡中小便自遗，醒后方觉的一种疾病。在临床上较常见。轻者每夜或隔数夜1次，重者每夜尿床2～3次。有些严重病人，可延至10余年，甚则成年仍有尿床。多因先天不足，下焦虚寒，闭藏失职；或脾肺气虚，上虚不能制约于下；或湿热蕴结膀胱，气化失司等因所致。

1. 遗尿散治小儿遗尿

［方　剂］　覆盆子、金樱子、菟丝子、五味子、仙茅、山萸肉、补骨脂、桑螵蛸各60克，丁香、肉桂各30克。

［制用法］　上药共研细末，密封备用。用时取药粉，填满脐孔，滴上1或2滴酒精或白酒后，再贴上烘热的暖脐膏（中药房有售），再用薄层的棉花纱布覆盖好。每3天换药1次。部分病人可同时口服此药粉，每天早晚各1次，3～10岁每次口服3～5克，10岁以上每次口服5～6克。用白糖水送服。

［功　效］　补肾缩泉。

［验　证］　治疗15例，如上法用之，痊愈13例，有效2例。

［备　注］　引自《外治汇要》。暖脐膏不可太热，以免烫伤皮肤。

2. 穴位贴药法治小儿遗尿

［方　剂］　麝香3克，蟾酥、桂枝、麻黄、雄黄、乳香、没药、皂角刺各5克。

［制用法］　上药共研细末，贮瓶备用。用时取药粉适量，以酒精调成膏状（为增强粘附力，可加入少许阿拉伯胶）。再取药膏少许（如火柴头大小），置于2厘米大小的方块胶布上，贴于所选的穴位上〔主穴：内关（双）、气海、中极、三阴交（双）。配穴：肾俞、膀胱俞 、复溜。一般只用主穴，若病情较重者，则酌用配

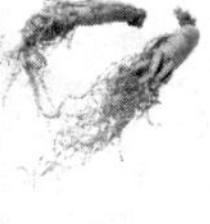
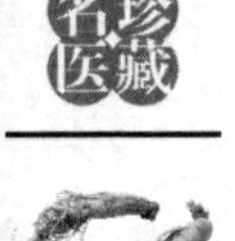

穴〕。3～4天换药1次，3次为1个疗程，若未愈，可间隔3日再贴敷。

［功　效］　调气血，复功能。

［验　证］　治疗293例，病程最短为1年，最长为5年以上。经治1～3疗程后，痊愈170例，显效88例，无效35例，总有效率为88.1%。

［备　注］　引自《绵阳地区老中医经验选骗》（乙）。贴后，少数人皮肤发痒，应坚持治疗。若发生皮疹，可用紫药水涂搽患处，待皮疹消失后，再继续贴药。

3. 遗尿膏治小儿遗尿

［方　剂］　白术50克，甘草20克，白矾、五倍子各10克，硫黄粉50克。

［制用法］　先将前2味药水煎取浓汁，后3味药共研细末，二者混合拌匀烘干研细末，备用。用时以药粉5克，用大蒜盐水调匀敷于肚脐上，外以纱布盖上、胶布固定，2～5天换药1次。

［功　效］　温补脾肾，收敛固涩。

［验　证］　验之临床多效。一般2次可愈。

4. 加味生姜膏治小儿遗尿

［方　剂］　生姜30克，炮附子20克，补骨脂12克。

［制用法］　生姜捣烂，余药研细和匀，备用。用时取药膏5～10克敷于脐上，外以纱布盖上，胶布固定。每天换药1次，3次为1个疗程。

［功　效］　温肾固涩。

［验　证］　屡用有效。

［备　注］　引自《外治汇要》。或有黑胡椒粉，填脐、胶布固定，每日1次，或五倍子粉，水调敷脐。用治小儿遗症，效果亦佳。

第四篇　五官科防治秘方

一、结膜炎

结膜炎多具有传染性，本病一般无剧烈疼痛，仅有异物感、烧灼感、刺痛感，还可能有不同程度的畏光、流泪。中医称之为“暴风客热”“天行赤眼”等，认为多因风热毒邪侵犯白睛所致。

沙眼是由沙眼衣原体感染引起的一种慢性传染性结膜炎。因病变在眼皮内的结膜上形成像沙粒一样的粗糙面，故而得名。轻者可无任何症状，较重者有异物感、怕光、流泪及少量分泌物，以结膜乳头肥大、滤泡形成和角膜血管翳为本病特征。中医认为，本病多因外感风热毒邪，内兼脾胃积热，内热与毒邪交争，壅滞经络，气血失和所致。

因此，结膜炎与沙眼的治疗应以疏解外邪、清热解毒为主。

1. 硼砂冰片祛瘀明目

［方　剂］　硼砂30克，冰片1克。

［制用法］　上药共研细末，用玻璃棒蘸药末点眼，每日3次。

［功　效］　芳香开窍，祛瘀明目，消肿止痛。适用于急性结膜炎。

［验　症］　李某，男，18岁，因与他人共用毛巾后发病，目赤，红肿，流泪畏光，用本方3日后好转，一周后痊愈。

2. 蒲公英治流行性结膜炎

［方　剂］　鲜蒲公英500克。

［制用法］　水煎取水500毫升，250毫升作为内服，余下局部热敷。

［功　效］　清热、祛风、解毒。适用于流行性急性结膜炎。

［验　证］　据《老年报》反映，本方疗效理想。

3. 黄连冰片治结膜炎

［方　剂］　黄连3片，冰片1克，鸡蛋清5个。

［制用法］　将黄连洗净，水泡一夜。切片与冰片同放在蛋清内调匀，去面上泡沫，密封保存，每日用少许点眼。

［功　效］　清热、泻火、解毒。适用于急性结膜炎。

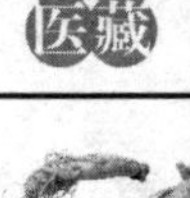

［验　证］　用本方治疗结膜炎患者 23 例，15 例痊愈，8 例好转。

4. **归尾赤芍治过敏性结膜炎**

［方　剂］　归尾 1 2 克．赤芍 9 克，生地 1 2 克，菊花 12 克，薄荷 9 克，夏枯草 15 克，大黄 2 克，荆芥 9 克，防风 9 克，甘草 3 克。

［制用法］　水煎服，每日 3 次。

［功　效］　清热明目，祛风止痒。适用于过敏性结膜炎。

［验　证］　据《新中医》介绍，效果良好。

5. **大黄方治结膜炎**

［方　剂］　生大黄 3 片。

［制用法］　将生大黄泡软后，取一片贴于患处，贴后自觉患处发凉，至凉感消失后去掉，再换一片贴，每日数次。

［功　效］　凉血泻火。适用于急性结膜炎日赤红肿者。

［验　证］　屡用效佳。

6. **谷精草决明子治沙眼**

［方　剂］　谷精草 10 克，决明子 10 克，冬桑叶 6 克，菊花 6 克。

［制用法］　水煎服，每日 1 剂，代茶饮。

［功　效］　清热明目。适用于沙眼睑结膜充血明显（睑色红）者。

［验　证］　据《老年报》介绍，该方疗效确切，值得推广应用。

7. **灯心草祛湿明目**

［方　剂］　菊花 12 克，灯心草 6 克，艾叶 1 2 克，黄柏 1 2 克。

［制用法］　水煎，趁热熏洗患眼。

［功　效］　清热祛湿明目。适用于沙眼、眼睑里滤泡乳头较多者。

［验　证］　赵某某，女，25 岁，患沙眼两年多，经使用本方后，畏光流泪症状明显好转，病情逐渐康复。

8. **车前子黄连治沙眼干涩隐痛**

［方　剂］　车前子 30 克，黄连 30 克。

［制用法］　上药共研细末，每次服 4 克，每日服 3 次。

［功　效］　清热利湿。适用于沙眼干涩隐痛者。

［验　证］　用本方治疗沙眼患者 28 例，痊愈 19 例，好转 9 例。

9. **胆矾白矾瓦松治沙眼涩痛**

［方　剂］　胆矾 6 克，白矾 9 克，瓦松 30 克，鸡苦胆 1 个。

［制用法］　清水浸泡上药 24 小时后洗眼。

[功　效]　清热祛湿解毒。适用于沙眼涩痛，分泌物多者。

[验　证]　屡用屡效。

10. 炉甘石朱砂治双目涩痛

[方　剂]　炉甘石30克，朱砂3克，冰片15克，琥珀5克，硼砂10克。

[制用法]　上药共研细末，用玻璃棒蘸凉开水少许，再蘸药末如米粒大，点眼，每日3次，10天为1疗程。

[功　效]　清热解毒，明目。适用于沙眼、眼睑里红赤涩痛者。

[验　证]　用本方治疗沙眼患者17例，痊愈12例，好转5例。

二、麦粒肿

麦粒肿俗称“偷针”，中医称“土疳”，为眼睑皮脂腺或睑板腺受细菌感染而发生的急性化脓性炎症。成熟后形成小脓肿。生在睫毛根部皮脂腺的称“外麦粒肿”，而生在睑板腺的称“内麦粒肿”。初发眼睑发红、微痒、疼痛，逐渐呈麦粒大小肿胀，日久可化脓，肿块变软，局部红肿明显。治以清热解毒、活血化瘀、托里排脓为主。

1. 菊花方治麦粒肿

[方　剂]　菊花6克，公英14克，芙蓉花12克，薄荷6克。

[制用法]　将上药水煎后，外用熏洗患处。

[功　效]　清热解毒，消肿止痛。适用于早期麦粒肿。

[验　证]　周某某，男，18岁，左眼肿痛不适2天，后经诊断为麦粒肿，应用本方2天后病情逐渐好转，7天后痊愈，随后2个月未见复发。

2. 桑叶菊花祛风明目

[方　剂]　枸杞子12克，桑叶10克，菊花12克。

[制用法]　水煎后加蜂蜜冲服，每日3次。

[功　效]　祛风清热、明目。适用于麦粒肿早期。

[验　证]　用本方治疗麦粒肿患者13例，9例痊愈，3例好转，1例无效。

3. 生地方治麦粒肿

[方　剂]　鲜生地50克。

[制用法]　捣烂取汁。与食用醋调和外敷患处。

[功　效]　清热、凉血、解毒。适用于麦粒肿。

[验　证]　屡用效佳。

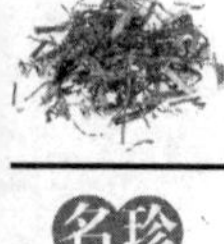
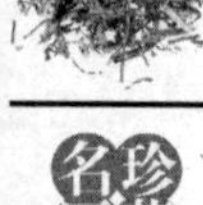
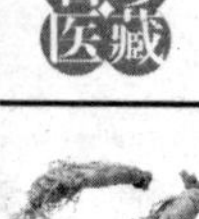

4. **桑叶蝉蜕明目退翳**

［方　剂］　桑叶 18 克，蝉蜕 9 克。

［制用法］　煎水敷洗患眼．每日 2 次。

［功　效］　清热解毒，明因退翳。适用于早期麦粒肿。

［验　证］　据《民间灵便验方》介绍，使用该方治疗麦粒肿患者 13 例，均获得了很好的疗效。

5. **金银花方治麦粒肿**

［方　剂］　金银花 30 克，野菊花 20 克，公英 20 克，夏枯草 30 克。

［制用法］　水煎服，余药渣水煎外洗患处。

［功　效］　清热、泻火、解毒。适用于红肿热痛较甚者。

［验　证］　据《中医效方精选》介绍，某患者患麦粒肿多年，时好时坏，曾使用多种方法均未得到根治，后使用本方后痊愈，随访 2 年未见复发。

6. **生地赤小豆治后期麦粒肿**

［方　剂］　赤小豆 6 克，鲜生地 15 克，米醋 6 克，鸡蛋清 1 个。

［制用法］　将前两味药捣烂，以米醋、蛋清调和涂抹患处。

［功　效］　清热解毒，活血消肿。适用于后期麦粒肿。

［验　证］　据《山西中医》介绍，该方治疗麦粒肿疗效确切，值得临床推广。

7. **蒲公英方治麦粒肿**

［方　剂］　鲜蒲公英 60 克。

［制用法］　上药煎水，头煎内服，第二煎用作敷洗患眼，每日 2 次。

［功　效］　清热解毒。适用于早期麦粒肿。

［验　证］　吴某某，女，自觉左眼睑肿胀不适 1 天半，确诊为麦粒肿，经使用本方内服外洗 2 天后痊愈。

三、老年性白内障

晶体发生部分或全部混浊．出现视力障碍称为白内障。中医称本病为“圆翳内障”、“如银内障”。多因肝肾两亏、脾胃虚弱、运化失职、精气不能上荣或因肝胆风热上壅所致。临床上分老年性、先天性、外伤性、并发性和代谢性等类型，其中以老年性白内障最为常见。治宜益精养血，养肝健脾，明目退翳。

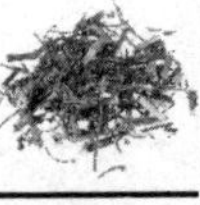

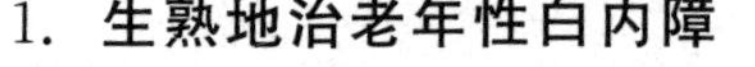

1. **生熟地治老年性白内障**

[方　剂]　生地 12 克，熟地 12 克，茯苓 12 克，山药 12 克，泽泻 6 克，石决明 24 克，珍珠母 20 克，山萸肉 10 克，枸杞子 10 克。

[制用法]　水煎服，每日 2 次。

[功　效]　补益肝肾。适用于老年性白内障。

[验　证]　据《陕西中医》杂志介绍，使用本方治疗老年性白内障，疗效确切，值得推广。

2. **石决明治老年性白内障**

[方　剂]　石决明 100 克，细辛 20 克，山药 50 克，茺蔚子 50 克，人参 50 克，车前子 50 克，柏子仁 50 克。

[制用法]　上药共研为细末，炼蜜为丸重 15 克，每次服 1 丸，每日 2 次。

[功　效]　清热平肝。适用于口苦、咽干、尿黄之白内障。

[验　证]　关某某，52 岁，患老年性白内障 4 个月，经服用本方后痊愈。

3. **人参白术茯苓治老年性白内障**

[方　剂]　人参 6 克，白术 6 克，茯苓 18 克，甘草 3 克，黄芪 15 克，山药 15 克。

[制用法]　水煎服，每日 2 次。

[功　效]　补益肝肾。适用于老年性白内障。

[验　证]　屡用效佳。

4. **黄精珍珠母治白内障**

[方　剂]　黄精 15 克，珍珠母 18 克，菊花 3 克，枸杞子 9 克，陈皮 9 克，红糖适量。

[制用法]　水煎服，每日 2 次。

[功　效]　补益肝肾，明目。适用于老年性白内障。

[验　证]　用本方治疗白内障患者 30 例，18 例痊愈，9 例好转，3 例无效。

四、耳聋耳鸣

耳聋是指病人有不同程度的听力减退，甚至失听；耳鸣是指病人自觉耳内有声响。二者是多种耳科疾病的症状之一，也可以单独发作；中医认为本病是由于肝火亢盛，痰火阻滞，上扰于耳，或肾精亏虚，脾胃虚弱，不能上充于清窍，耳部经脉空虚所致。

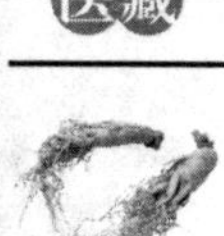

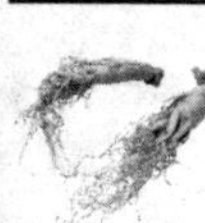

1. **核桃肉补肾益精治耳鸣**

［方　剂］　核桃肉适量。

［制用法］　每日 3 次，每次 30 克。

［功　效］　补肾益精。适用于肾精亏损，耳鸣声细，夜间加重，腰膝酸软者。

［验　证］　广大患者反映此方效果良好。

2. **泽泻天麻治耳聋耳鸣**

［方　剂］　泽泻 30 克，天麻 10 克．陈皮 12 克，半夏 9 克。

［制用法］　水煎服，每日 2 次。

［功　效］　清肝、理气、化痰。适用于痰火郁结．耳内堵塞，头昏、胸闷、咳嗽、痰多之耳聋耳鸣。

［验　证］　临床治疗 38 例，显效 22 例，有效 12 例，无效 3 例，总有效率 92.1%。

3. **夏枯草香附治耳鸣耳塞**

［方　剂］　夏枯草 30 克，香附 20 克，石菖蒲 15 克，火炭母 30 克。

［制用法］　水煎服，每日 2 次。

［功　效］　清肝、理气、化痰。适用于耳鸣如闻机器声，耳内有堵塞感，且伴有头昏沉重者。

［验　证］　本方疗效显著，一般患者坚持使用均可收到满意效果。

4. **熟地山药治耳鸣**

［方　剂］　熟地 240 克，山药 120 克，山茱萸 120 克，泽泻 90 克，茯苓 90 克，丹皮 90 克。

［制用法］　上药为细末，炼蜜为丸，如绿豆大，每次服 9 克，每日 3 次。

［功　效］　滋阴补肾。适用于肝肾不足，耳鸣声细，伴有腰膝酸软者。

［验　证］　屡用效佳。

第五篇　皮肤科防治秘方

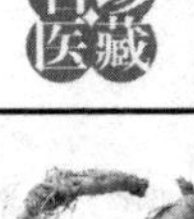

一、痤　　疮

痤疮是青春期常见的皮肤病，初起时皮疹为针头或芝麻大小，与肤色相同或呈红色，顶端日渐呈现黑头，可挤出黄白色粉渣（即粉刺），乃遗留凹陷疤痕。本病多因饮食不节，过食辛辣油腻之品，郁湿生热，凝滞肌肤，或肺经风热熏蒸，蕴阻肌肤而成，临床常用的有效的单方、偏方主要如下：

1. 紫丹饮治痤疮

［方　剂］　紫草10克、丹参15克。

［加　减］　有脓疱者加野菊花10克，黄芪15克。

［制用法］　每天1剂，开水泡2小时后，早、中、晚分3次服之。

［适应证］　青年男女颜面上胸及背部等皮脂腺发达部位痤疮或伴发丘疹、脓疱者。

［功　效］　本方比较简单，专为无条件服煎剂者而设。丹参、紫草同用活血化瘀，凉血解毒，前已介绍不再重复。

［验　证］　翁某某，男，19岁。就诊日期：1987年10月20日。面部痤疮2年余，伴发丘疹、脓疱；既痛又痒，疤痕累累。因学习紧张服煎剂不便，予本方开水泡饮之。饮2周后，丘疹、脓疱渐减，痛痒均止，饮1个月后，丘疹、脓疱全愈。

2. 丹紫黄白汤治痤疮

［方　剂］　丹参20克、紫草10克、大黄9克、白花蛇舌草20克、神曲15克。

［加　减］　脓疱严重者加野菊花15克，连翘15克，清热解毒，黄芪20克托里排脓；痒者加蝉衣祛风止痒；同时外涂冰片三黄散：冰片3克、川黄连10克、生大黄10克、硫黄10克，研极细末，香油调涂之，每日2次。

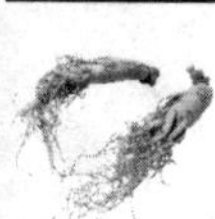
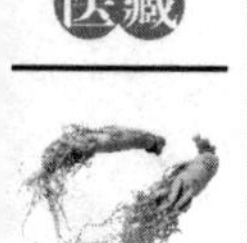
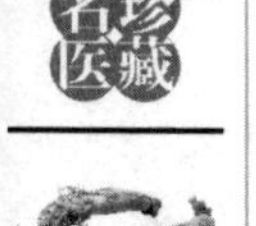

［制用法］ 每天1剂，煎2遍和匀，早晚分服。

［功　效］ 丹参活血化瘀，近代研究丹参酮抗菌消炎，有报告用以治疗痤疮；紫草凉血解毒，近代研究有抑菌消炎作用；大黄有泻火凉血，通便解毒之功；白花蛇舌草清热解毒为治疗疮疖肿毒之良药。因为以上四药均为寒凉之品，恐碍脾胃，故用神曲以保护脾胃。

［验　证］ 熊某某，男，18岁。就诊日期：1986年8月10日。面部痤疮2年余，伴发丘疹、脓疱、肿痛，此伏彼起、层出不穷，大便干燥，2～3日一解。予本方服用1周，丘疹、脓疱均减，大便通畅，2周后痤疮旧者渐消，新者未起，脓疱痊愈。

［备　注］ 不能用手挤压损害，预防感染。保持皮肤清洁，常用温水香皂洗脸，以除去油垢。少吃脂肪和糖类，忌烟酒及辛辣刺激性食物，多吃蔬菜，纠正便秘。

二、荨麻疹

荨麻疹是一种常见的过敏性皮肤病，初起皮肤瘙痒，抓后皮肤迅即发生大小不等之风团，剧烈瘙痒，此起彼伏，骤起骤消，甚至累及黏膜，出现腹痛、腹泻、喉头水肿等症状。临床上常用的偏方主要如下：

1. 十全大补汤加味治荨麻疹

［方　剂］ 黄芪、地肤子各30克，肉桂、制附子各6克，党参、白术、茯苓、赤芍、白芍、当归各12克，熟地黄15克，川芎、乌梢蛇、炙甘草各9克。

［制用法］ 上方水煎，每天1剂，分早晚2次服。服药5剂后症状减轻者，为药症相符，可继续服；反之，则为本方力所不及。

［验　证］ 陆某某，女，38岁，1982年11月2日初诊。自述全身出疹块已6年余，反复发作，时隐时现，间多方用中西药治疗，效果不佳；平素自觉身倦乏力，畏寒肢冷，纳差，失眠，月经量多色淡。舌淡，脉细弱。此为气血两亏，卫外不固，复为风寒之邪相克而发病。治宜补益气血，祛风止痒。拟上方3剂。服3剂后，自觉病情好转大半。后继服20余剂，告治愈。

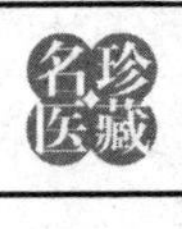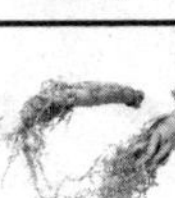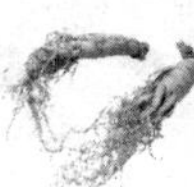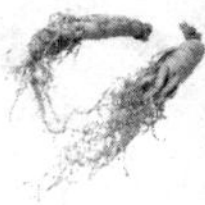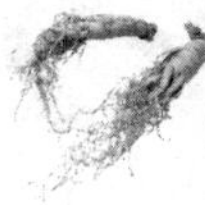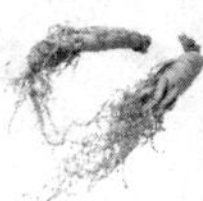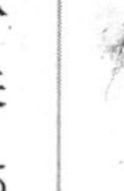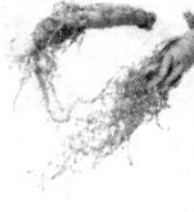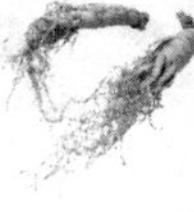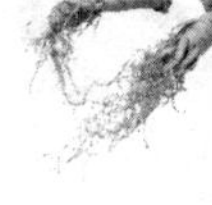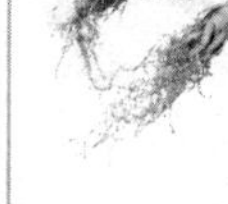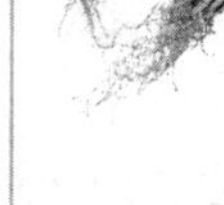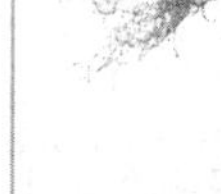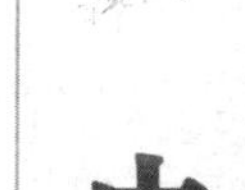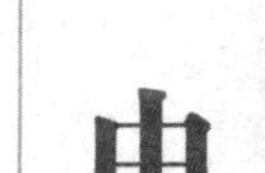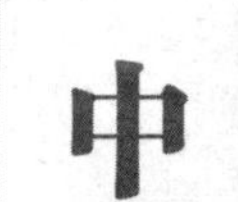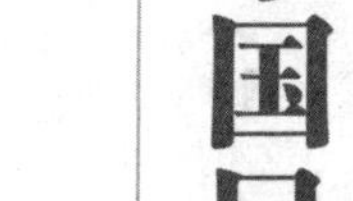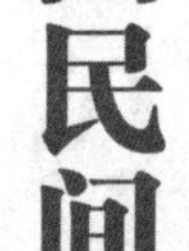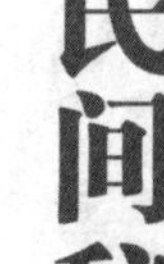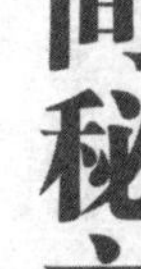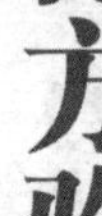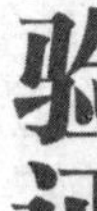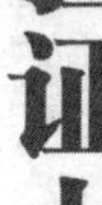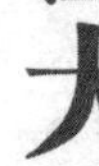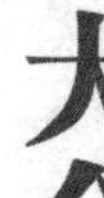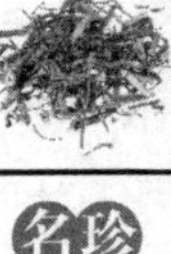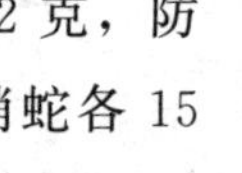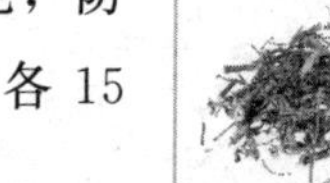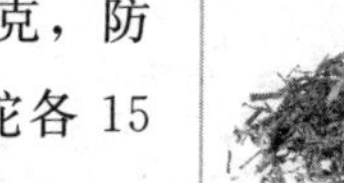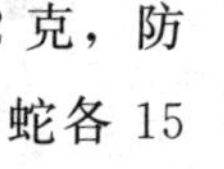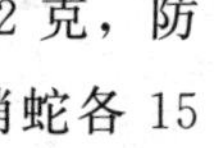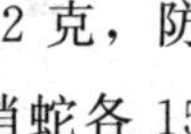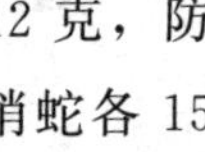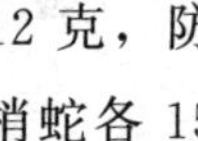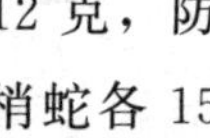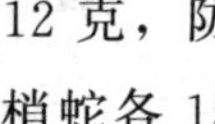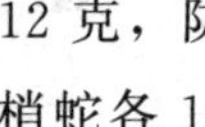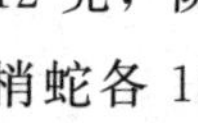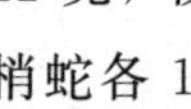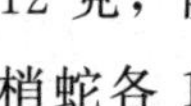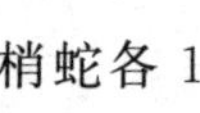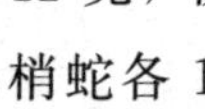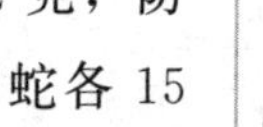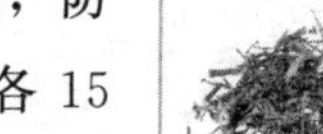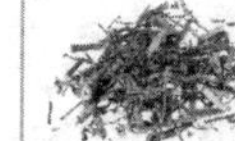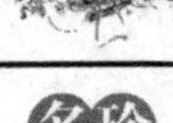

2. 程氏秘方治荨麻疹

［方　剂］　苍术、黄柏、荆芥穗、蛇床子、白鲜皮、粉丹皮各 12 克，防风、全蝎、蝉蜕、连翘、茯苓各 10 克，地肤子、乌梢蛇各 15 克，甘草 7 克。

［制用法］　水煎服。

［功　效］　治疗荨麻疹，疗效甚佳。

［验　证］　侯某某，女，26 岁。自述 1970 年开始患此病，以后每年春秋两季，遇风寒侵袭则发，经中西医治疗无效。于 1973 年 8 月来诊。经服本方 18 剂而痊愈。后患者自服 5 剂以求根治，追访 5 年未复发。

［备　注］　有的患者服头一二剂时，病情可能加重，这是除风药驱邪出表之故，也是向愈的象征，继续服药很快即可痊愈。

3. 黄芪桂枝汤治荨麻疹

［方　剂］　生黄芪 30 克、桂枝 10 克、蝉衣 15 克、白芍 10 克、炙甘草 6 克、生姜 10 克、大枣 10 个（劈去核）。

［加　减］　夜间搔痒影响睡眠者加酸枣仁 15 克、石菖蒲 15 克，宁心安神。

［制用法］　每天 1 剂，煎 2 遍和匀，每日 3 次分服。

［功　效］　生黄芪补气固表；桂枝解肌散寒；蝉衣祛风止痒；白芍敛阴和营；姜枣调和营卫；甘草协和诸药。风寒解，营卫和，肌表固，如是则正气存内邪不可干，瘾疹发作自当减少矣。

［验　证］　赵某某，男，35 岁，干部。就诊日期：1980 年 1 月 25 日。患荨麻疹 3 年，时起时没，寒冷时为甚，疹色淡红或苍白，大小不一，搔痒无时，舌苔薄白，脉缓。屡用扑尔敏、苯海拉明等治疗，疗效不好。予本方治疗，服 1 周后发作减少，连服 2 周停止发作。

［备　注］　避免接触诱发因素。

4. 祛风凉血汤治荨麻疹

［方　剂］　蝉衣 10 克、防风 9 克、僵蚕 10 克、炒黄芩 15 克、丹皮 10 克、生地 15 克。

［加　减］　大便秘结加生大黄 5～9 克。

［制　法］　每天 1 剂，煎 2 遍和匀，每日 2～3 次分服。

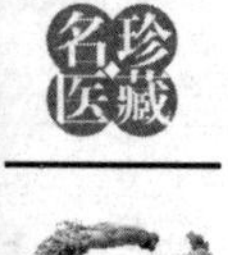

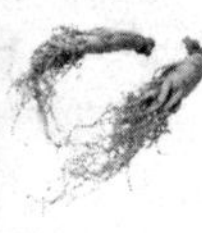

[功　效]　蝉衣、防风、僵蚕祛风止痒；黄芩清肺热；丹皮、生地凉血。

[验　证]　方某某，女，25岁，干部。就诊日期：1987年7月15日。皮疹时起时没，已经2周。疹起时高出皮肤，大小不一，色红而痒，时感躁热，口渴便结。舌红苔薄黄、脉数。予本方治疗。3剂后疹减大半，大便亦畅，5剂后皮疹及躁热均解。

[备　注]　忌辛辣刺激及海味动风之食物，禁烟酒。

5. 韭菜治荨麻疹

[方　剂]　韭菜1把。

[制用法]　将韭菜放火上烤热。涂擦患部，每日数次。

[功　效]　清热，散风。用治荨麻疹。

[验　证]　毛某，女，36岁，患荨麻疹，用韭菜方治愈。

6. 芝麻根治荨麻疹

[方　剂]　芝麻根1握。

[制用法]　洗净后加水煎。趁热烫洗。

[功　效]　清热，散风，止痒。用治荨麻疹。

[验　证]　钱某，男，43岁，患荨麻疹，多方医治效果不佳，后用上方痊愈。

三、冻　疮

冻疮是人体遭受低温侵袭所引起的局部或全身性的损伤，多发于儿童、妇女及久坐少动者，以四肢远端及暴露处为好发部位。

1. 花生皮治冻伤

[方　剂]　花生皮、醋、樟脑、酒精各适量。

[制用法]　先将花生皮炒黄，研碎，过筛成粉末，每50克加醋100毫升调成糊状，放入樟脑粉1克、酒精少许调匀。将厚一层药敷于患处，用纱布包好固定，一般轻症2～3天可愈。

[功　效]　活血，消肿。用治冻伤初起局部红肿发痒未溃烂者。

[验　证]　治疗128例，其中119例，1周内即愈；余9例好转，用至第2周痊愈。

2. 谷糠治冻疮

[方　剂]　谷糠。

［制用法］ 将谷糠放盆内点烧，烘烤患处。每日烤1次，数日即可生肌。

［功　效］ 活血，消肿。

［验　证］ 据《卫生报》介绍，本方治疗患者94例均愈。

3. 老丝瓜末治冻疮

［方　剂］ 老丝瓜，猪油。

［制用法］ 将老丝瓜烧灰存性，和猪油调和。涂患处。

［功　效］ 通络，消肿。用治手足冻疮。

［验　证］ 屡用效佳。

4. 茄子方治冻疮

［方　一］ 茄梗、蒜梗各适量。

［制用法］ 切碎，煎水。洗烫，每晚1次。

［功　效］ 清热，消肿。用治冻疮红肿、发痒。

［方　二］ 茄子秧1千克，辣椒500克。

［制用法］ 上药放铁锅内加水熬5小时，取3次滤液合并浓缩成膏。涂患处，或将膏溶于水中熏洗，每日1次。

［功　效］ 清热消肿，散寒燥湿。用治冻疮。

［验　证］ 上述两方疗效肯定，值得推广应用。

5. 辣椒酒防治冻伤

［方　剂］ 尖辣椒10～15克，白酒适量。

［制用法］ 将辣椒切作细丝，以好白酒浸泡10天，去渣过滤即成。涂于局部红肿发痒处，每日3～5次。要轻轻涂擦，防止将皮肤搓破。

［功　效］ 活血散瘀。用治冻疮初期局部红肿发痒。

［验　证］ 吴某，女，17岁，双手红肿发痒难甚，经用本方涂擦逐渐好转。

四、扁平疣

扁平疣是一种较常见的病毒性赘生物。临床可见发生于颜面、手背和前臂的米粒至高粱粒大的扁平丘疹，颜色呈黄褐色或正常皮色，表面无炎症，多数分散，也可密集。在祖国医学中统属于疣类。

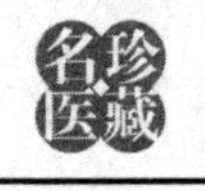

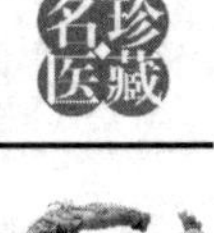
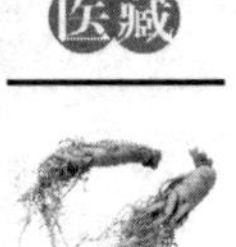
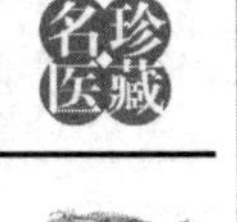
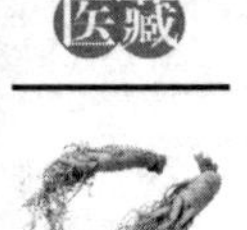
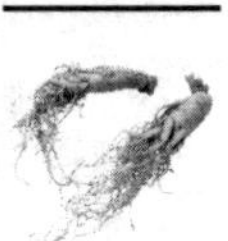

1. 消疣汤治扁平疣

［方　剂］ 板兰根 30 克、紫草 15 克、马齿苋 30 克、生苡米 50 克（另煮熟食之或研细和服）。

［加　减］ 如患处发痒者加蝉衣 10 克，以祛风止痒；药后恶心或便溏者加藿香 10 克，以健脾胃。

［制用法］ 每天 1 剂，煎 2 遍，先用水浸泡 1～2 小时再煎。第 1 次煎 30 分钟后滤净，药渣再加水煎 30 分钟，滤净与头煎和匀，日 3 次分服。扁平疣并可用此方煎汤外洗。

［功　效］ 扁平疣、传染性软疣及寻常疣三者之病由均为外感毒邪蕴结肌肤所致，现代认为都是由病毒引起，故以板兰根、马齿苋、紫草凉血清热解毒，现代研究上药均有抗病毒作用；生苡米清湿热而消疣。合而用之为抗病毒消疣之良方。

［验　证］ 张某某，男，18 岁。就诊日期：1980 年 8 月 16 日。患者双侧面部皮疹 3 月余，为针头大小正常皮色坚实的扁平丘疹，时有轻微痒感。予本方治疗，内服外洗连用 3 周而愈。

［备　注］ *治疗务须彻底，以免复发。*

2. 木贼外洗方治扁平疣

［方　剂］ 木贼、银花、香附各 30 克，白芷、桔梗、红花、甘草各 10 克。

［制用法］ 上药加水 2000～2500 毫升，泡 10～20 分钟，煮沸后以温热适度洗之。（1）洗时可用纱布或毛巾在患处稍用力搓之，以促使药物向疣组织内渗透，每次洗 20 分钟或药液凉为止。（2）洗时其疣表面微红为佳，洗后片刻即可看到疣之表面的药迹，7 天左右结痂（疣）脱落，不留任何痕迹而痊愈。

［验　证］ 张某某，女，21 岁，1987 年 4 月 15 日诊。患者于 1986 年 6 月即感两面颊部皮肤发红，痒感，出小丘疹如黄豆大，簇聚成片，并波及到颜面和前额。后来我处，我试用木贼外洗方加地肤子 30 克治疗，3 剂药后，疣表面即干枯脱皮，瘙痒大减，再用 3 剂，疣体消失，肤色如初，没留任何痕迹。

五、带状疱疹

带状疱疹是由水痘——带状疱疹病毒所引起的一种急性疱疹性皮肤病。其临床特点为数个簇集水疱群，排列成带状，单侧分布，伴有明显的神经痛。可发生于任何部位，多见于腰部。

1. 马齿苋膏治带状疱疹

［方　剂］ 新鲜马齿苋100克。

［加　减］ 如已破溃者加黄连粉10克同敷。

［制用法］ 将新采的鲜马齿苋洗净、切碎，捣成糊状涂敷患处，日换1～2次。如已破溃用野菊花煎汤洗净后再敷药。

［功　效］ 本品具有清热解毒、凉血消肿之功，对热毒疮疡内服外敷均佳，故用以治疗本病亦有良效。

［验　证］ 韩某某，男，37岁。就诊日期：1987年11月15日。患者因重症肝炎用激素治疗34天，左臂及大腿外侧出现成群的斑丘疹及米粒大小之疱疹，呈带状分布，基底部发红，剧痛难忍，诊断为带状疱疹，乃停激素予本方外敷，每日1次，当日疼痛明显减轻。2日后疼痛消失，疱疹变瘪，5日斑丘疹消退，疱疹结痂而愈。

［备　注］ *疱疹切勿刺破，以防继发感染。*

2. 外用蜈蚣粉治带状疱疹

［方　剂］ 蜈蚣适量。

［制用法］ 将蜈蚣置于瓦片上，以文火焙干，研为细粉，加少许香油调成糊状，备用。用时涂搽患处，一般每日3～5次。

［功　效］ 解毒，镇痛。

［验　证］ 刘某，男，18岁。因到河塘游泳，2日后左肋处起不规则的红斑，继则出现成群的粟粒至绿豆大的丘疹，迅即变成水泡，透明澄清，疱壁发亮，周围红晕，患部胀痛，有灼热感，难以忍受。在医院皮肤科诊断为“带状疱疹”。给以炉甘石洗剂外搽、肌注维生素B_6无效。后用蜈蚣粉外搽患处，1日痛减，3日水泡消失，5日结痂痊愈。

3. 蜂胶制剂治带状疱疹

［方　剂］ 蜂胶15克，95％酒精100毫升。

［制用法］ 将蜂胶加入95％酒精内，浸泡7天，不时振摇，用定性滤纸过滤后即得蜂胶酊。使用时用棉签蘸蜂胶酊涂患处，每日1次。

涂药期间注意保持局部皮肤干燥。

［功　效］　解毒，燥湿，止痛。主治带状疱疹。

［验　证］　潘某，女，50 岁。开始左胸背部有蚁爬感，继而剧痛且出现有水泡。检查：沿右侧第四肋至胸背部有八簇水泡，呈带状分布，水疱透明，有红晕。同侧腋窝淋巴结如花生米大小，有触痛。诊断为带状疱疹。用上方治疗，用药 5 天痊愈。

4. 杉木炭方治带状疱疹

［方　剂］　杉木炭（或松毛灰）若干，冰片少许，麻油适量。

［制用法］　将杉木炭研细，加冰片，用麻油调成糊状。以棉签或毛笔蘸敷患处。每隔 2～3 小时局部干燥即搽敷 1 次。

［功　效］　除痒止痛。

［验　证］　治疗 30 例，分别于 1～4 天结痂痊愈，无毒副作用。

5. 仙人掌治带状疱疹

［方　剂］　新鲜仙人掌、粳米粉、米泔水各适量。

［制用法］　仙人掌去针及绒毛，切片，捣烂，再加入粳米粉和米泔水适量。捣和均匀使成粘胶状以备用。用时将已制好的胶状物敷于患处，外盖油纸，绷带包扎固定。每隔 3～4 小时换药 1 次。

［功　效］　除痒止痛。

［验　证］　据《浙江中医》介绍，仙人掌清热解毒，经用此方治疗 30 例，分别观察，一般 1～4 天即结痂痊愈。

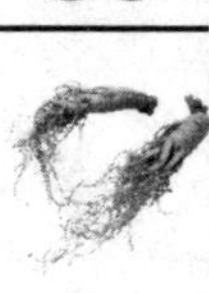
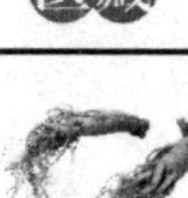

第六篇　男科防治秘方

一、阳　　痿

阳萎又称“阴痿”。现代医学称为性功能障碍或性神经衰弱。在临床上较为多见。多因肾虚、惊恐；或纵欲过度，精气虚损；或少年手淫，损伤肾气；或思虑过度，情志不舒；或湿热下注，宗筋弛纵等因所致。尤以肾虚和精神因素居多。常伴有头晕目眩，心悸耳鸣，夜寐不安，纳谷不香，腰酸腿软，面色不华，气短乏力等症。

1. 清炒虾仁治阳痿

［方　剂］　虾仁250克，鸡蛋清1个，淀粉5克，盐少许，白汤30个，熟猪油适量。

［制用法］　虾仁、蛋清、盐、淀粉和匀。用熟猪油烧热锅，倒入和好的虾仁等。用筷子搅散成粒并至颜色变白时，倒入漏勺内沥去油。炒锅置旺火上，油10克烧热，倒入虾仁，再加黄酒、白汤、味精，煮沸勾芡，翻炒，撒上胡椒面即成。

［功　效］　温肾壮阳。用治肾虚引起的遗精、阳痿、早泄、头晕目眩、身体倦怠等。

［验　证］　据《新中医》介绍，本方疗效确切。

2. 泥鳅枣汤治阳痿不举

［方　剂］　泥鳅400克，大枣6枚（去核），生姜2片。

［制用法］　泥鳅开膛洗净，加水与枣、姜共煮，以一碗水煎煮至剩一半即成。每日2次，连服多日。

［功　效］　补中益气，滋养强身。用治阳痿、遗精。

3. 焙狗阴茎治阳痿不举

［方　剂］　狗阴茎3件，黄酒适量。

［制用法］　将狗阴茎用瓦焙干，研为细末。每服3～4克，用黄酒送下。

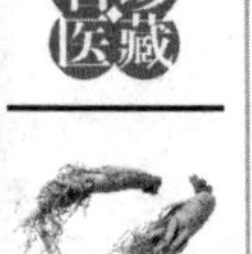

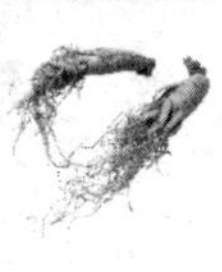

［功　效］　补精髓，壮肾阳。用治阳痿久不愈。

4. 炖麻雀虾治肾阳不足

［方　剂］　麻雀5只，鲜虾50～100克，姜3片，盐、酱油、味精、白酒各少许。

［制用法］　麻雀去毛，开膛去内脏，洗净。将麻雀、虾仁、姜片及调料等，放入炖盅内，注入八成满开水，加盖，放到沸水锅内，隔水炖3小时左右，最后放入味精、白酒即成。食肉饮汤，隔3或4天食用1次，效佳。

［功　效］　壮阳暖肾。凡肾阳不足而致阳痿、尿频、腰膝酸痛之患者，时加吃用，有较好的功效。常人食用强身补力。

［验　证］　该方补肾壮阳效果显著，值得推广应用。

5. 麻雀蛋治肾虚阳痿

［方　剂］　麻雀蛋6个，盐末。

［制用法］　将麻雀蛋蒸熟剥皮蘸盐末吃。每次吃3个，日用2次，可连续吃3～5天。

［功　效］　补肾，壮阳，强身。用治肾虚阳痿不举、举而不坚及早泄。

［验　证］　该方补肾壮阳效果显著，值得推广应用。

6. 炖虫草鸡大补肾精

［方　剂］　冬虫夏草5枚，母鸡1只，盐、味精适量。

［制用法］　将鸡开膛取出杂物，洗净，冬虫夏草放入锅内加水炖1个半小时，待鸡肉熟烂时下味精少许。吃肉饮汤，日服2次，可连续服食3～5天。

［功　效］　补肺，益肾。用于肾虚之阳痿、遗精及腰痛、腿软等。

［验　证］　孙某某，男，27岁，经服上方后诸症均解。

7. 牛鞭韭菜籽等治阳痿

［方　剂］　牛鞭1根，韭菜籽25克，淫羊藿、菟丝子各15克。

［制用法］　将牛鞭置瓦片上文火焙干，磨细；淫羊藿加少许羊油，置于铁锅内用文火炒黄（不要炒焦），再将韭菜籽、菟丝子磨成细面，然后将上药混匀后装瓶备用。用时，每天晚饭后用黄酒1匙，或将1匙药粉加入蜂蜜为丸，用黄酒冲服。

［验　证］　笔者用上药治疗阳萎患者3例，均获治愈。

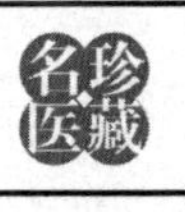
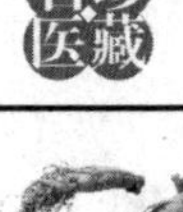
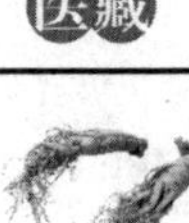
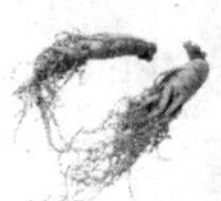
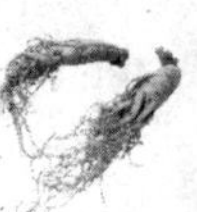
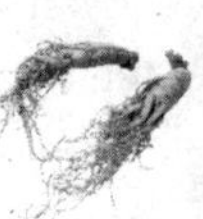
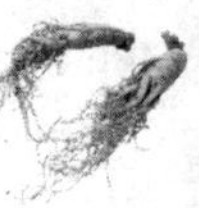
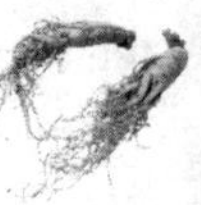
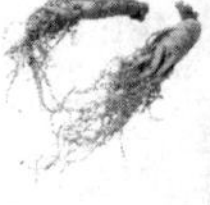
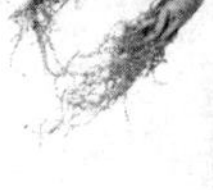
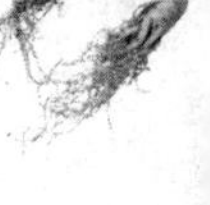
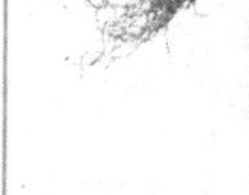
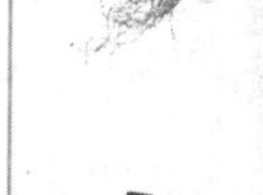
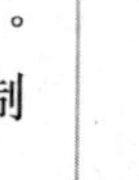
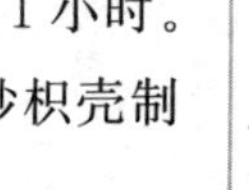
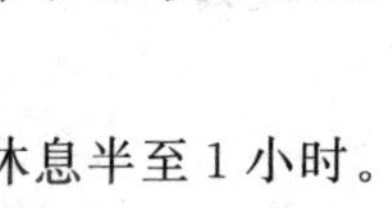
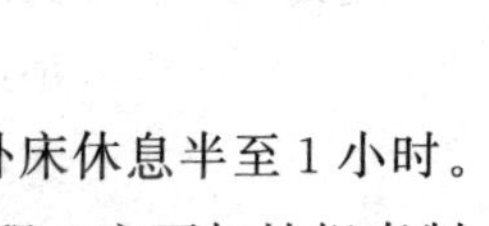
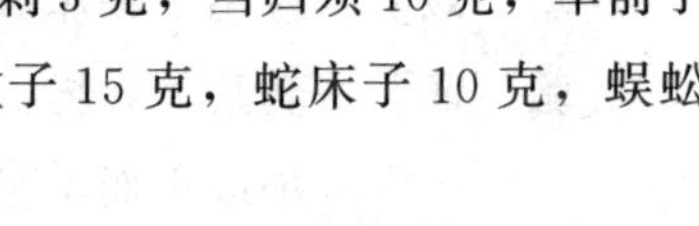
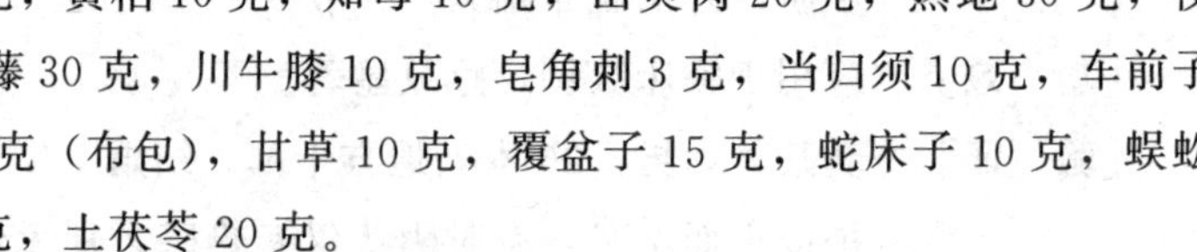
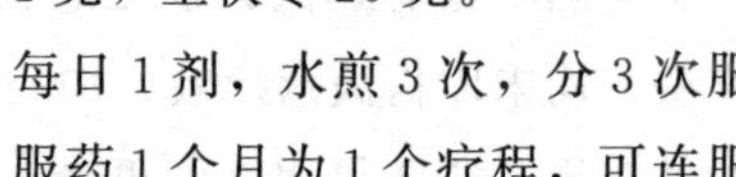

8. 清化益肾通灵汤治阳痿

阳痿有血管性与神经性之分，但总属大脑皮层与勃起中枢功能失调的一种阳事不举或临房举而不坚之男性病。可见于神经衰弱及某些慢性病之体弱者。

［方　剂］ 柴胡10克，龙胆草10克，炙黄芪30克，山栀衣10克，木通6克，黄柏10克，知母10克，山萸肉20克，熟地30克，夜交藤30克，川牛膝10克，皂角刺3克，当归须10克，车前子10克（布包），甘草10克，覆盆子15克，蛇床子10克，蜈蚣1克，土茯苓20克。

［制用法］ 每日1剂，水煎3次，分3次服。服后，卧床休息半至1小时。服药1个月为1个疗程，可连服2～3个疗程。亦可加炒枳壳制丸缓服，3个月为1个疗程。

［功　效］ 清肝化湿，消瘀益肾。

［验　证］ 刘某某，27岁，农民。婚后2年，入房阳物举而不坚，渐进性加重。近半年来又增腰腿酸重，临房阳物不举，经服壮阳药不效而就诊。诊之脉涩，苔黄舌色黯红，寝食尚可，溺黄无涩痛，大便如常。经查未性交3日后精液量1.1毫升，精液浓度稠，精子活动力迟缓，活动率50%，计数50×10⁹/升，形态大致正常。诊为血管性阳痿。证属湿热动扰精室，瘀浊阻塞灵窍。法宜清肝化湿，消瘀益肾。方用清化益肾通灵汤：龙胆草、柴胡、山栀、黄柏、知母、川牛膝、当归须、车前子（布包）、蛇床子、甘草各10克，山萸肉、土茯苓各20克，炙黄芪、熟地、夜交藤各30克，覆盆子15克，木通6克，皂角刺3克，蜈蚣1克。10剂。嘱服药期间忌房事及食辛辣之品。

复诊：上方服后，腰重、溺黄见减，无不适，再以前方去车前子加泽泻10克。20剂。

再诊：自述阳事渐兴，勉以入房，尚得和谐，遂以原方稍事出入，处以10倍量，并加炒枳壳，制丸缓服以善后。处方：龙胆草、柴胡、山栀、黄柏、知母、川牛膝、当归须、车前子、蛇床子、甘草各100克，山萸肉、土茯苓各200克，炙黄芪、熟地、夜交藤各300克，覆盆子150克，木通60克，皂角刺30克，蜈蚣10克，炒枳壳150克。诸药粉碎，过筛，水泛为丸如小绿豆大小，每次服5克，每日3次，温开水送服。丸方

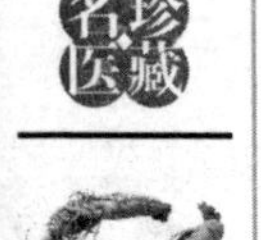
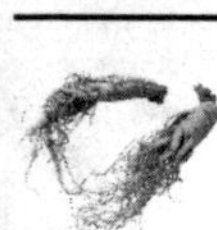

连服6月余，复查精液，基本正常，性事满意。

9. 小茴炮姜敷脐治阳痿

［方　剂］小茴香、炮姜各5克，加食盐少许。

［制用法］上药共研细末，用少许人乳调和（也可用蜂蜜或鸡血代）敷于肚脐，外加胶布贴紧，一般5～7天后去除敷料。

［功　效］应用于临床数例，疗效显著。

［验　证］龚某某，男，26岁，地方干部。结婚1年患阳痿。阴茎时而不举或举而不坚，有时阴茎仅有热感，别无他恙。屡服补肾助阳之中药及针灸疗法，均未取得满意疗效。1986年5月14就诊。索取以前病历，见常规方法已尽用，细思良久，决定使用“小茴炮姜敷脐法”以试之。按法投药，并嘱其暂避房事1个月，连用20天，其效霍然。后又以此法用药至35天，且辅以中药内服以巩固疗效。后经随访，阳痿已愈，房事正常。

10. 海参羹治阳痿

［方　剂］水发海参100克，冬笋片20克，水发冬菇5克，熟火腿末3克，猪油3克。

［制用法］海参切片，冬笋切碎，猪油烧熟，放入葱末姜末爆焦，倒入白汤，然后加入海参、冬菇、冬笋、盐、料酒、味精等，煮沸勾芡，倒入火腿末并洒上胡椒粉即成。

［功　效］补肾益精。用治肾虚阳痿。

［验　证］李某某，男，39岁，经服上方症状均解。

11. 核桃鸭子疗肾虚

［方　剂］核桃仁200克，荸荠150克，老鸭1只，鸡泥100克，油菜末、葱、姜、盐、蛋清、味精、料酒、玉米粉（湿）、花生油各适量。

［制用法］将老鸭宰杀去毛，开膛去内脏，洗净，用开水烫一下，装入盆内，加入葱、姜、料酒、盐调成糊，再把核桃仁、荸荠剁碎，加入糊内，淋在鸭子膛内肉上。将鸭子放入锅内，用温油炸酥，捞出沥去余油，用刀割成长条块，摆在盘内，四周撒些油菜末即可。

［功　效］补肾固精。

［验　证］　张某某，男，35岁，经服上方后诸症均解。

12. 苁蓉粥滋肾气补精血

［方　剂］　肉苁蓉15克，精羊肉60克，粳米100克，葱白2根，生姜3片，精盐适量。

［制用法］　分别将精羊肉、苁蓉切细。先用砂锅加水煎苁蓉取汁，入羊肉、粳米同煮，待沸后加盐、葱、姜，煮成粥。秋冬季服用，每日1剂，5～7天为1个疗程。

［功　效］　滋肾益精，助阳滑肠。

［验　证］　本方经《卫生报》推荐应用，效果确切。

13. 补肾壮阳丸

［方　剂］　人参30克、仙灵脾30克、肉苁蓉30克、杞子30克。

［制用法］　上药研细末，炼蜜为丸，每粒2克，每服1粒，日2～3次。或用白酒500毫升泡2周后，每次服5～10毫升，日2～3次。

［功　效］　人参大补元气；仙灵脾、肉苁蓉补肾壮阳，杞子滋养肝肾，强阴益精；五味子补肾涩精。

［验　证］　周某某，男，50岁。就诊日期：1980年12月5日。性欲减退，阳萎不振，腰酸乏力，形寒怕冷已经3年，脉弱，乃肾阳虚弱之症。用本方治，1个月后阳事渐振，性欲好转，2个月后诸症均解。

［备　注］　适当节制房事，加强体格锻炼。

14. 山药桂圆炖甲鱼

［方　剂］　怀山药15～20克，桂圆肉15～20克，甲鱼（鳖、团鱼）1尾。

［制用法］　先用沸水冲烫甲鱼，使其将尿排出，然后切开去掉内脏，洗净，再分切成小块。将甲鱼肉、甲壳、山药、桂圆肉放入炖盅内加水适量，隔水炖熟。喝汤吃肉，每周1剂。

［功　效］　补肾益脾，固精扶阳。

［验　证］　本方经《卫生报》推荐应用，效果确切。

二、早　泄

早泄是同房时阴茎尚未接触或刚接触女方外阴，或阴茎虽进入阴道，但在

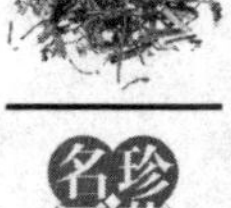
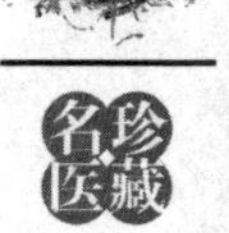
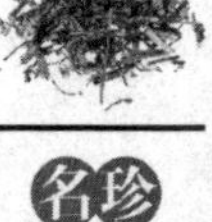
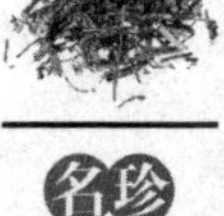
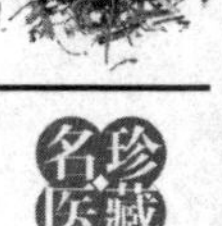
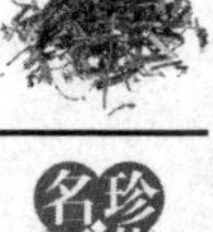
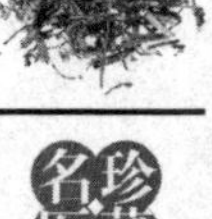
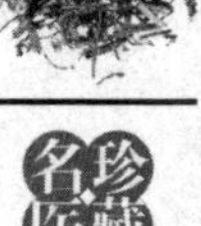
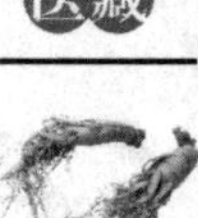
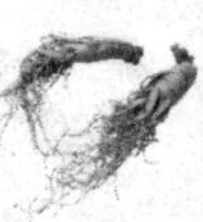
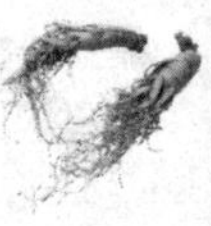
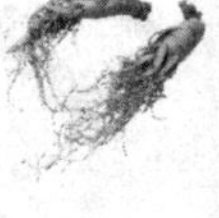
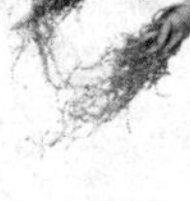

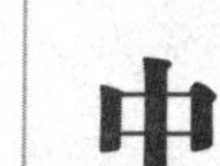
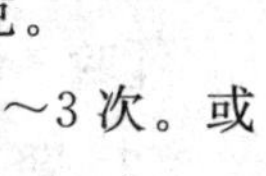
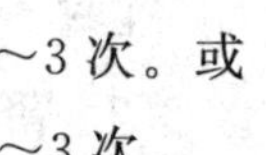
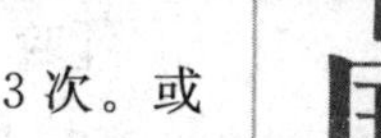
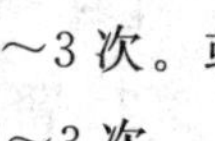
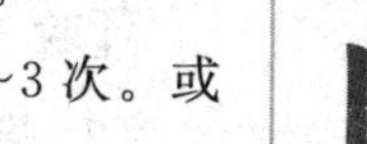
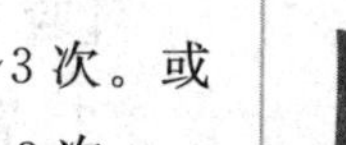
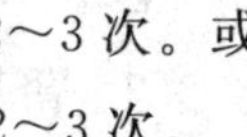
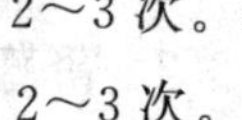
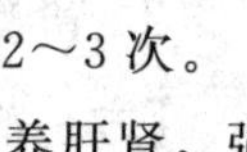
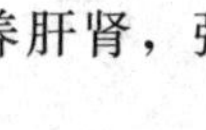
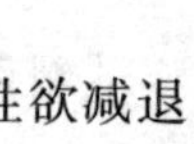
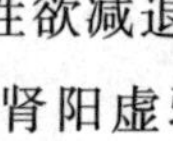
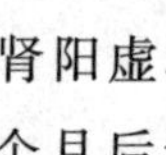
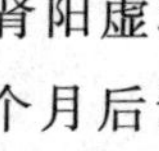
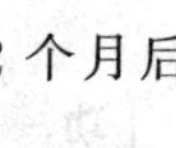
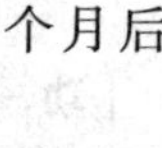
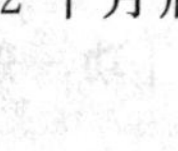

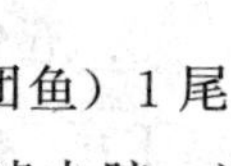
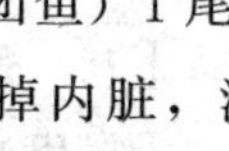
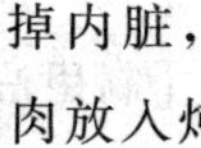
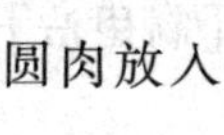
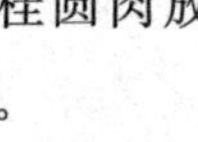
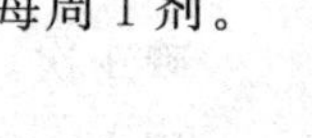
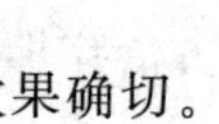
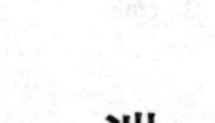

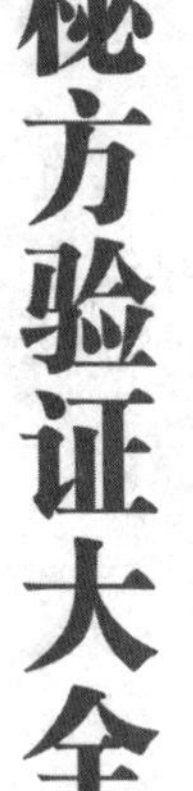

很短的时间内便发生射精，随后阴茎疲软，不能维持正常性生活的一种病症，是比较常见的男性性功能障碍疾病。成年男性均可发病，与年龄无明显关系。

祖国医学认为，早泄多为淫欲过度，肾气亏损，封藏失职，固摄无权；或相火炽盛，精关失摄，精液外泄所致。故固肾摄精、清泻相火为基本治疗大法。

1. 锁阳鸡治男子早泄

［方　剂］　锁阳、金樱子、党参、怀山药各20克，五味子15克，小公鸡1只。

［制用法］　将鸡开膛去内脏杂物，洗净，连同上述药物一并放入大炖盅内，注入开水，注入开水八成满，盖上盅盖，放入滚水锅中，隔水炖4小时即成。

［功　效］　固肾止遗，滋阴壮阳。用治肾虚阳痿、遗精、早泄等。

［验　证］　屡用效果显著。

2. 肾鞭汤治见色流精

［方　剂］　羊肾2个，羊鞭（公羊的生殖器）2具，肉苁蓉12克，枸杞10克，巴戟天12克，山药15克，熟地10克。

［制用法］　羊肾剖开取去网膜及导管后切条，羊鞭里外洗净，肉苁蓉等五味用纱布包好，锅内放水同炖，开锅后改文火，吃肉饮汤，日服1次，连续食完。

［功　效］　补肾壮阳。用治阳痿不举或举而不久、不坚，对见色流精有较好的疗效。

［验　证］　据《食疗保健》介绍，该方疗效确切显著。

3. 五倍子治早泄

［方　剂］　五倍子20～30克。

［制用法］　将上药用文火水煎30分钟，再加入适量温开水，趁热熏蒸龟头，待水温降至40℃左右，可将龟头浸入其中5～10分钟。每晚1次，半个月为1个疗程。治疗期间忌房事。

［验　证］　用本方治疗早泄患者21例，经用药1～2个疗程后，治愈者18例；显效者3例。

4. 知柏三子汤（丸）

［方　剂］　知母10克、黄柏10克、五味子6克、金樱子10克、杞子10克。

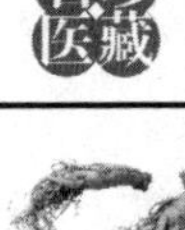

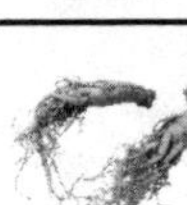

［制用法］ 每天1剂，煎2遍和匀，早晚分服，或研细末炼蜜为丸，每粒10克，每服1粒，日2次。

［功　效］ 知母、黄柏滋肾阴泻相火；五味子、金樱子固肾涩精；杞子补肾益精。

［验　证］ 赵某某，男，25岁。就诊日期：1978年10月25日。婚前屡犯手淫，每当房事即早泄，已半年。心烦眠差，多梦，脉弦数，此肾阴不足相火偏旺，精关不固也。予本方治之，服2周后心静眠安，服2月后早泄大见好转。

［备　注］ 适当节制房事，加强体格锻炼。

5. 芡实莲子饮治遗精早泄

［方　剂］ 大米500克，莲子50克，芡实50克。

［制用法］ 将大米淘洗净。莲子温水泡发，去心去皮。芡实也用温水泡发。大米、莲子、芡实同入铝锅内，搅匀，加适量水，如焖米饭样焖熟。食时将饭搅开，常食有益。

［功　效］ 健脾固肾，涩精止遗。用治阳痿不举、遗精、早泄和脾虚所致的泄泻等。

［验　证］ 屡用效佳。

6. 炸麻雀治早泄

［方　剂］ 麻雀4只，花生油、盐末各适量。

［制用法］ 将麻雀去毛及内脏杂物，洗净，晾干。将油放入锅内烧至五六层热，下麻雀炸呈金黄色取出，把油倒出，用原锅炒盐末少许即成。吃时蘸盐，每日2次，每次2只，可连用几天。

［功　效］ 补肾壮阳。用治早泄、阳痿、遗精，有较好疗效。

［验　证］ 李某某，男，37岁，经服上方后诸症均解。

7. 五倍子白芷治早泄

［方　剂］ 五倍子15克，白芷10克。

［制用法］ 将上药共研为细末，用醋及水各等份，调成面团状，临睡前敷肚脐（神阙穴），外用纱布盖上，胶布固定，每日1次，连敷3～5日。

［验　证］ 用本方治疗早泄患者39例，经用药2～6日后，均获痊愈。

三、睾丸痛

睾丸炎是男科常见多发病之一，其发病率约占12%～18%。临床上分为急性和慢性两种，其中急性者又主要有急性化脓性睾丸炎和腮腺炎性睾丸炎两种，其中以急性化脓性睾丸炎为多见。

1. 川红丹参汤治睾丸痛

［方　剂］　白芍50～60克，木通、枳实、川牛膝、红花、桃仁、丹参各15～20克，茯苓、车前子、青皮、生甘草各10～15克。

［制用法］　将上药水煎，每日1剂，分3次口服。

［验　证］　用本方治疗睾丸痛患者91例，均获治愈。其中1剂治愈者25例；2剂治愈者34例；3剂治愈者21例；4剂治愈者11例。

2. 生姜治睾丸痛

［方　剂］　生姜1块（以肥大老者为佳）。

［制用法］　将上药用水洗净，横切成约0.2厘米厚的均匀薄片，每次用6～10片外敷于患侧阴囊，并盖上纱布，兜起阴囊。每日或隔日更换1次，直至痊愈为止。

［验　证］　用上药治疗睾丸炎疼痛患者24例，其中敷药第2天自觉坠胀疼痛及触痛减轻，睾丸肿胀显著消退者15例；第3天有12例痊愈，自觉症状消失，睾丸消肿，触痛消失；第4天4例痊愈，5例敷药后5天痊愈。治愈天数平均为3.9天。

［备　注］　敷药后患者均出现阴囊表皮灼热刺痛，发麻发辣，少数出现红肿，个别出现红疹。阴囊局部皮肤有创口或睾丸炎化脓穿溃者不能应用。

四、遗　　精

遗精是指不因性交而精液自行外泄的一种疾病。古谓：“有梦而遗精者，名曰遗精，无梦而遗精者，甚则醒时精液流出者，称为滑精。”因系精液外泄，故统称为遗精，是男性常见多发病。

遗精次数过频，每周2次以上，或梦时而遗，或醒时外溢，伴有精神萎靡。腰酸腿软，心慌气喘等状者，属于病理性遗精。如成年男子，如果偶尔有遗精，

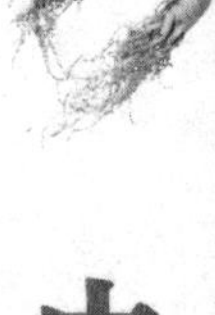

一般每周不超过2次，且次日无任何不适者，则属于生理现象。

1. 核桃猪肾治梦遗滑精

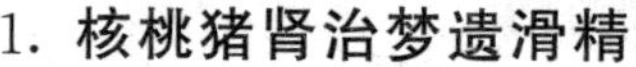

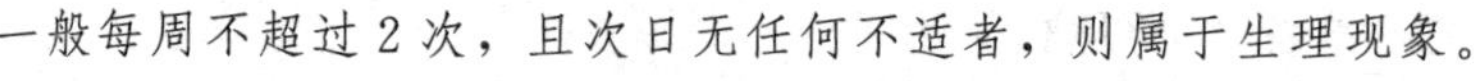

［方　剂］　核桃仁30克，猪肾（腰子）2个，葱、姜、各5片，食油、盐、酱油、味精各适量。

［制用法］　将猪肾片煸炒，取出沥尽污水。再次锅烧热加食油，用葱、姜炝锅，放入猪肾片、核桃仁、盐、酱油等调料翻炒片刻，起锅前下味精即可。连服1周有效。

［功　效］　滋阴补肾。用治腰酸腿痛、梦遗滑精等。

［验　证］　马某某，19岁，服上方后痊愈。

2. 双补固精丸

［方　剂］　人参、五味子、杞子、金樱子、石菖蒲。

［制用法］　研细末，炼蜜为丸，每粒10克，每次服1粒，日2次。

［功　效］　人参大补元气，开心益智；石菖蒲宁心安神；杞子滋补肾阴；五味子、金樱子补肾固精。心神得安，肾阴得充则精关自固，遗泄自已。

［验　证］　刘某某，男，18岁。就诊日期：1981年3月5日。屡犯手淫，已经2年。近半年时常梦遗，甚至滑精，1～2日1次。头晕乏力，夜寐不实，多梦纷纭。舌质淡，苔薄，脉沉而弱。证属心肾两虚，精关不固。予本方服1个月后睡眠较实，梦遗减半，服2个月后遗精已止，精神亦振。

［备　注］　切戒手淫，清心寡欲，注意体格锻炼。

3. 龙骨粥固精止遗

［方　剂］　煅龙骨（中药）30克，糯米100克，红糖适量。

［制用法］　将龙骨捣碎，入砂锅内加水200克，煎1小时去渣取汁，入糯米再加水600克、红糖适量，煮至米烂粥稠。早晚空腹热食，5天为1个疗程，2～3个疗程奏效。

［功　效］　镇惊潜阳，收敛固涩。用治遗精、产后虚汗不止等。

［验　证］　屡用效佳。

4. 荷叶治梦遗滑精

［方　剂］　荷叶50克（鲜品加倍）

［制用法］　研末。每服5克，每日早晚各1次，热米汤送服。轻者1或2

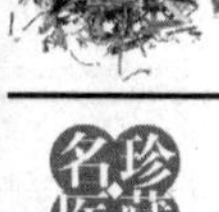

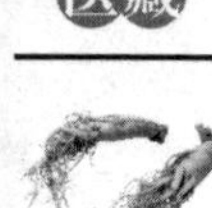
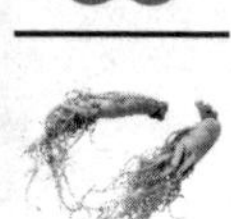
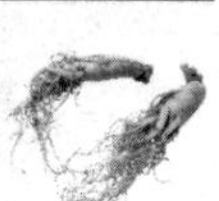

剂，重者3剂可愈。

［功　效］　清热止血，升发清阳。用治梦遗滑精。

［验　证］　据《新中医》介绍，效果显著。

5. 蒸白果鸡蛋治遗精

［方　剂］　生白果仁（即银杏仁）2枚，鸡蛋1个。

［制用法］　将生白果仁研末，把鸡蛋打一小孔，将碎白果仁塞入，用纸糊封，然后上笼蒸熟。每日早晚各吃1个鸡蛋，可连续食用至愈。

［功　效］　滋阴补肾。用治遗精、遗尿。

［验　证］　屡用效佳。

五、男性不育症

男子不育是指由男性生殖器官的解剖和生精机能异常而致不育者。引起本病的原因很多，如性机能障碍可引起不育症，而性机能障碍常见的有阳痿、早泄、遗精、不射精等。又如精液异常可引起不育症，而精液异常又分无精子、精子稀少、精液不液化、死精子过多、精液量少等。此外，先天或后天生殖器官的器质性病变、精神因素、身体健康状况、性交习惯等，皆能引起男子不育症。祖国医学在治疗男子不育症方面积累了大量的有效的偏方，主要如下：

1. 补育生精丸治早泄、不育症

［方　剂］　人参、鹿茸、五味子、仙灵脾各30克。

［制用法］　上药研细末，炼蜜为丸，每粒2克，每次服1粒，日2～3次。或用白酒500毫升泡2周后，每次服5～10毫升，日2～3次。

［功　效］　人参大补元气、五味子益气生精、鹿茸生精益髓、仙灵脾补肾壮阳，四药合用，相辅相成，疗效益彰。

［验　证］　张某某，男，35岁。就诊日期：1978年9月12日。素有早泄，性欲减退，精子计数不到2×10^7/毫升，结婚10年不育。女方月经正常，无生殖系统疾病。予本方泡酒治疗，连用1个月后性欲好转，服2个月后女方怀孕。

［备　注］　服药期间适当减少房事。阴虚躁热者勿服。

2. 加减七子散治男性不育症

［方　剂］　五味子、菟丝子、茯苓、黄柏各10克，车前子、淮山药、熟

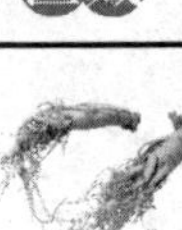

地、金樱子各 20 克，枸杞子、蛇床子、党参、黄芪各 15 克，鲜石斛 30 克、山萸肉、肉苁蓉各 12 克，巴戟 6 克，熟附子 3 克。

［制用法］ 水煎服，每天 1 剂，1 月为 1 个疗程。另取五味子 300 克，焙干碾末，在第 1 疗程中，与上方同时吞服，每次 6 克，每天 2 次，服完为止，第 2 疗程不需再服。

［功　效］ 治不育症。

［验　证］ 戴某某，男，32 岁，1985 年 9 月 5 日诊。婚后 3 年未育，女方妇检无异常。精液检查精子数 27×10^{9}/升，异形占 0.80，活动率 0.03。主症除腰酸乏力，偶有滑精外，无其它症状，尺脉虚。诊为肾精不足男性不育症。乃仿加减七子散方。处方：菟丝子、杞子、金樱子、蛇床子、车前子各 15 克，五味子 10 克，熟附子 4 克，山萸肉、淮山药各 15 克，熟地 20 克，补骨脂 10 克，巴戟、黄柏各 15 克。每天 1 剂水煎服。另以蛤蚧 1 对去头足研粉，早晚各吞服 3 克。服至 15 剂时复查精液，精子活动率提高到 0.40。服完 30 剂复查。精子计数 80×10^{9}/L，活动率提高到 0.70，活动良好，腰酸乏力已除。1 个月后其妻已孕。

3. 参芪七子汤治不育症

［方　剂］ 人参 10 克，车前子、覆盆子、菟丝子各 50 克，女贞子、五味子各 40 克，黄芪、枸杞子、巴戟天各 30 克，附子 15 克，补骨脂 25 克。

［加　减］ 若性欲减退者，加仙茅、淫羊藿各 15 克；若阳痿者，加龟胶、鹿角胶各 10 克，阳起石 15 克；若滑精或早泄者，去车前子，加黄芪至 60～80 克；若食欲不振者，加山楂、神曲、鸡内金各 15 克；若腰痛者，加川续断、杜仲、鸡血藤各 15 克；若失眠者，加远志、合欢花、酸枣仁各 10 克；若尿频、尿痛者，加川柏、竹叶、茯苓各 10 克；若大便秘结者，加川军（后下）10 克。

［制用法］ 将上药水煎 2 次后合并药液，分早、晚空腹服，每日 1 剂，1 个月为 1 个疗程。

［验　证］ 用本药治疗男性不育症患者 46 例，经用药 1～4 个疗程后，其中治愈者 39 例；无效者 7 例。

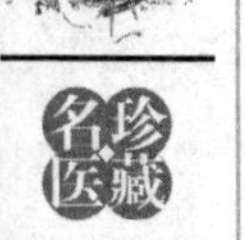
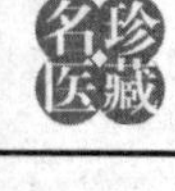
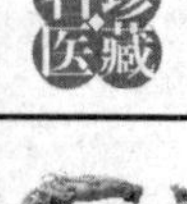
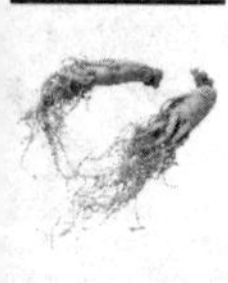

4. 冬蛤生精饮治无精子症

［方　剂］　麦冬、白芍、菖蒲、合欢皮、茯苓、羊藿叶各 15 克，枸杞子、知母各 20 克，淮山药 10 克，蛤蚧 1 对。

［制用法］　水煎服，每剂煎 2 次，每天分 2 次服，早饭与晚饭后服用 50 毫升。3 个月为 1 个疗程。

［加　减］　若气血两虚可加冬虫夏草 10 克；肝经湿热下注加草薢 10 克，灯芯草 3 克；心神惊恐加萱草、竹叶、远志各 10 克。

［功　效］　益肾填精，助气安神。

［验　证］　张某，男，31 岁。1987 年 4 月 27 日初诊。主诉：结婚已 5 年，妻子未怀孕，经妇科检查证实其妻子有生育能力。1986 年经北京某医院检查确诊为无精子症与精索静脉曲张二度。现症为头晕、耳鸣、五心烦热、盗汗、体倦乏力，面色红润，舌淡无苔，脉濡弱。证属肾阴亏虚，真阴暗耗所致。以滋补肾阴，清泄相火治之，应用冬蛤生精饮加减治疗 3 个疗程。1988 年 1 月精液检查：精子计数 90×10^9/升，精子成活率 75%以上，活动良好。2 个月后其妻已怀孕。同年 12 月娩出健康男婴。

5. 补肾填精方治不育症

［方　剂］　金樱子、菟丝子各 30 克，淫羊藿、枸杞子各 12 克，破故纸、熟地、川续断、狗脊、党参各 15 克，仙茅 10 克，肉苁蓉 15～20 克。

［加　减］　气虚者加北芪；腰痛者选黄精、桑寄生、乌药等；早泄可加牡蛎、山萸肉、五味子；脾虚纳少可加淮山药、云苓等。

［制用法］　水煎服，每日 1 剂。

［验　证］　高某，男，30 岁，炊事员。1980 年 5 月 10 日初诊。自诉婚后 5 年不育，经中西医治疗效果不佳，爱人曾到几家妇产科医院检查均正常。婚前已有头晕耳鸣、腰膝酸软、精神萎靡等症；婚后又因几年未育，求子心切，色欲竭精，复罹阳痿，面色苍白，舌苔薄白，脉沉细无力。精液常规检查：外观灰白、质稀，量 1.5 毫升，精虫计数 0.4 亿，活动率 0.4，活动迟缓。治宜益肾填精。药用补肾填精方。每天 1 剂。连服 40 剂，精液化验正常。自觉症状消失，其爱人于 1980 年 10 月已怀孕。

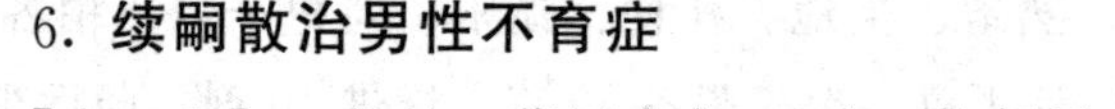

6. 续嗣散治男性不育症

［方　剂］熟地、紫河车各20克，枸杞子、淮山药、山萸肉、菟丝子、杜仲、肉苁蓉各10克，巴戟天、蛇床子、五味子各6克，鹿茸3克。

［制用法］各药单味研末，混匀收储备用。每次服5克，每天3次，用药汤送下。

［功　效］滋阴补肾。

［验　证］熊某，28岁，1986年5月诊。主诉：结婚4年未育，面色不华，头昏健忘，时觉形寒，盗汗，精神恍惚，纳差，腰膝酸软，阳举不坚，时无梦而遗，尿频，舌红少苔，脉沉细。精液检查：液化时间75分钟，精液密度10.8×10^9/升，精子活动力25%，活动率Ⅱ级。此乃肾阴阳两虚，且阴虚更甚，拟牛膝、龟板、胡桃肉、莲子、金樱子、煅龙骨、煅牡蛎、芡实煎汤送服续嗣散1周。药后精神略觉好转，纳食转佳，1周来无遗精，宗原方续服1个月。半年后随访，上证已除，其妻已孕3月。

［备　注］火盛或湿热蕴结者禁用；生殖系统生理缺陷服之无效；服药期间禁房事为宜。

7. 河车大造丸治男性不育症

［方　剂］熟地黄、生地黄、天门冬、杜仲、黄柏、五味子、当归、枸杞子、牛膝、肉苁蓉、锁阳、紫河车。

［制用法］服1个月为1个疗程，连治4个疗程。每疗程进行精液检查1次，有前列腺炎进行前列腺液检查。

［功　效］大补真元、填精益髓。

［验　证］赵某，28岁。婚后4年未育，女方求治妇科，无异常发现。自觉腰部酸，少腹部时有胀痛，尿后余沥不尽，小便有胀痛感，小便时阴茎头有乳白色黏液流出。精液检查死精60%以上，伴有脓球。前列腺液检查，脓球（＋＋），卵磷脂小体少许，拟诊为前列腺炎。证见面肤红润，舌偏赤、苔黄津略干，脉弦有力，外阴发育正常。脉症互参，拟为湿热下注，扰乱精室，以致精子死亡，因而难以孕育。治当清热祛湿，补肾养精。处

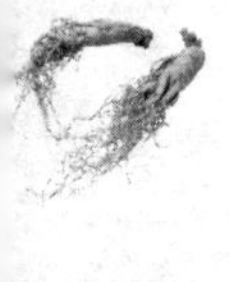

方：肉苁蓉、熟地、生地、杜仲、锁阳、枸杞子、黄柏各10克，蒲公英、地丁草、赤茯苓各30克。连进10剂。药后少腹闷胀已少，腰酸已止，阴茎头未见有乳白黏液流出，尿后余沥已少，舌正红、苔薄黄，脉弦缓。药已应症，仍蹈前方服之，前后进药58剂，症状逐渐消失。前列腺液检查，脓球少许，卵磷小体（＋＋＋）。后以原方去蒲公英、地丁草，加菟丝子15克、破故纸10克。又续服23剂。后妻子受孕，翌年生育1健康女婴。

六、阳强、阳缩

在无性兴奋状态下阴茎容易勃起，且久久不倒，或者房事后仍不衰软，即为阴茎异常勃起症，中医称为阳强。

1. 热敷方治阴茎缩入

［方　剂］　老葱白200克，老白干（或二锅头）150克。

［制用法］　葱白洗净，切碎，入锅炒至极热，倒入白酒，拌匀。趁热将葱白酒糊敷于下腹部，待凉时加热再敷，数次即愈。

［功　效］　活血，通阳。用治男子阴茎缩入，伴面青唇白、汗出如雨。

［验　证］　屡用效果颇佳。

2. 桃仁粥治阴茎不倒

［方　剂］　桃仁15克，粳米100克。

［制用法］　将桃仁捣碎，与粳米按常法煮食用。

［功　效］　祛瘀血，通经络。

［验　证］　屡用效佳。

3. 韭菜汁治男子生殖器缩入

［方　剂］　鲜韭菜适量，白酒（60度）100克。

［制用法］　将韭菜洗净，切碎，捣烂，绞取韭菜汁1杯，加入白酒蒸服。顿服。

［功　效］　补肾助阳。用治缩阳，伴有面青唇白、汗出不止。

［验　证］　吴某，男，53岁，经服上方后痊愈。

4. 韭菜子治阳物不痿

［方　剂］　韭菜子、破故纸各30克。

［制用法］ 共研细末。每次服 9 克，日服 3 次。

［功　效］ 滋补肾虚。用治肾虚兴奋所致之联举有效。

［验　证］ 本药治疗患者 62 例，其中治愈 31 例；27 例痊愈；4 例好转。

5. 烤老姜治缩阳

［方　剂］ 老姜 1 块。

［制用法］ 去皮烤热。塞入肛门内，阳物即伸出。

［功　效］ 解表，温中。用治缩阳。

［验　证］ 临床治疗 47 例，均获佳效。

七、尿频症

尿频指排尿次数每小时多于 3 次或比正常排尿次数明显增多，多由炎症刺激引起。

1. 参芪大黄等治尿频症

［方　剂］ 党参、黄芪各 20 克，生大黄（后下）、车前草、茯苓、山药、泽泻、川黄连、白术各 10 克，生甘草 8 克。

［制用法］ 将上药水煎，分 2～3 次口服，每日 1 剂。5 剂为 1 个疗程。

［验　证］ 用本方治疗尿频症患者 31 例，经用药 5～10 剂，痊愈者 28 例，显效者 3 例。

2. 火麻仁覆盆子等治尿频症

［方　剂］ 火麻仁、覆盆子各 15 克，杏仁、生白芍各 9 克，生大黄 6 克，枳壳、厚朴各 5 克，桑螵蛸 12 克。

［制用法］ 将上药水煎，分 2 次服，每日 1 剂。

［验　证］ 用上药治疗尿频症患者，均在服药 5～7 剂后获得痊愈。

3. 蒲公英半枝莲等治尿频症

［方　剂］ 蒲公英、半枝莲各 20 克，茯苓、怀山药、木通、泽泻、五味子各 12 克，甘草 10 克。

［制用法］ 将上药水煎 3 次后合并药液，分早、晚两次口服。5 剂为 1 个疗程。

［加　减］ 若气血两虚者，加生黄芪、全当归、何首乌各 20～30 克；若腰膝酸软无力者，加川续断、杜仲、狗脊、怀牛膝各 10～15 克。

［验　证］　用本方治疗尿频症患者68例，均获治愈。其中1个疗程治愈者21例；2个疗程治愈者30例；3个疗程治愈者17例。

八、老年性前列腺肥大

前列腺肥大，又称前列腺增生，属中医“癃闭”范畴。本病多发于老年人，中青年人亦有发生。症见小便不通或不利。若伴见头脑晕胀、口渴、胸闷气粗、心烦、小腹胀痛、舌红苔黄、脉弦数，多为三焦火盛；咽干烦渴，呼吸急促，苔黄、脉数者，多属肺热气壅。

1. 疏肝散结方治老年性前列腺肥大

［方　剂］　柴胡、牛膝各10克，生牡蛎（先煎）30克，丹参、当归、赤芍、海浮石（先煎）、海藻、昆布、夏枯草、玄参各15克，川贝粉（分冲）3克，肾精子5粒（肾精子即牛膀胱之结石，以桂圆肉包裹，于第1次服药时吞服）。

［制用法］　水煎服，每日1剂。

［功　效］　治疗老年性前列腺肥大。

［验　证］　李某某，男，78岁，1980年就诊。素有高血压史，又患小便淋漓不尽多年。1年前，因突然不能排尿急诊入北京某医院治疗。经查诊断为“老年性前列腺肥大”。因血压高不适于手术，故做留置导尿管处理，并建议求治中医。经多方医治，效果不显。尿管长期留置，常常诱发尿道感染。故1年之中，几经住院治疗，甚感痛苦。患者形体瘦弱，精神萎靡，舌苔黄腻，脉弦重按有力。乃投以疏肝散结方，5剂。服药2剂后，自觉诸症减轻，并有排尿感；服3剂后，取出尿管已能自行排尿；5剂服毕，尿道通畅无阻。患者为巩固疗效，又自照原方进服5剂，共服药10剂，多年之苦疾告愈，多次随访，未见再发。

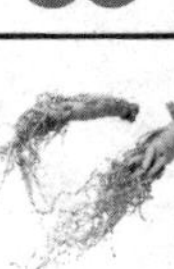
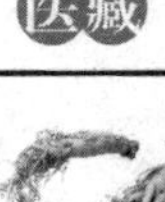
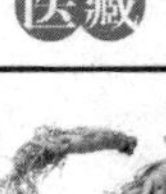

第七篇　美容防治秘方

一、雀　　斑

斑有多种，中医认为是风邪搏于皮肤、血气不和所致，外科证治全书中说："初起斑点，游走成片，久之可延蔓遍身，初无痛痒，久则微痒。"

雀斑呈黄褐色或咖啡色，很像麻雀卵壳上的斑点，青年男女脸上或脖子上、肩膀上、手背上最为常见，此症由于遗传的关系，最易感染的部位是眼眶及双颊。

1. 牵牛花祛斑

[方　剂]　黑色牵牛花种子适量。

[制用法]　将黑色牵牛花之种子研为粉末，加入蛋白，睡前涂于脸上，翌晨洗去。

[功　效]　连续1星期，可消除雀斑。

[验　证]　据《医学保健》介绍，该方疗效理想。

[备　注]　如以李子的种子代替黑色牵牛花的种子也可以，效果是一样的。

2. 冬瓜祛斑美容

[方　剂]　冬瓜1个。

[制用法]　刮去其皮，切成薄片，用酒与水（1∶1）将冬瓜煮烂，待冬瓜烂时，搅烂滤去渣，再用文火将冬瓜汁煎成膏状（忌用铁器，可用砂锅），放入杯中，盖好。每晚洗脸后在睡前涂于患部，第二天清早洗去，两个月后，肤色莹洁可爱，有美颜功效。

[验　证]　张某某，女，38岁，经用上方雀斑逐渐消失。

3. 桃花粉祛雀斑

[方　剂]　桃花、冬瓜种子、蜂蜜各适量。

[制用法]　桃花阴干和干燥冬瓜种子同量混合研为细末，加入蜂蜜调匀，

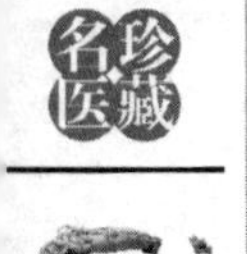
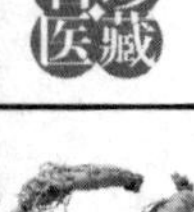

于睡前涂于患部，晨起洗净很有效。

［功　效］　祛斑、美容。

［验　证］　屡用效佳。

4. **冬瓜莲子粉祛雀斑**

［方　剂］　冬瓜仁 250 克、莲子粉 25 克、白芷粉 15 克。

［制用法］　合研为细粉，每日饭后用开水冲服 1 汤匙，非常有效。

［功　效］　祛斑美容。

［验　证］　多次试用疗效理想。

5. **香菜水治雀斑**

［方　剂］　香菜（即芫荽、胡荽带根的全草）适量。

［制用法］　洗净后加水煎者。用香菜汤洗脸，久用见效。

［功　效］　用治雀斑。

［验　证］　《健康报》介绍读者致函称此法甚佳。

［备　注］　患雀斑者在治疗期间，不宜吃苋菜、海带、胡萝卜、可可粉、橘子、牛肝、猪肝、核桃等，因为食后有可能使色素加重。

二、黑　　斑

黑斑是因肝脏或胃肠过劳，以及皮肤疲劳而产生的，尤其是年轻妇女长满黑斑，一定是过度疲劳所致。长期的化妆，也会使脸上长出黑斑来，所以要避免暴饮、暴食以及睡眠不足的生活，多吃蕃茄、生蔬菜、动物肝脏、海藻、蛤或豆芽菜等，会使黑斑消失得更快，同时不要忘了夜晚临睡前，要将当天的化妆品彻底洗净。

1. **黑砂糖增白祛斑**

［方　剂］　黑砂糖适量。

［制用法］　把两大匙黑砂糖及少许水放入锅中煮，冷却后，可取来涂抹于面孔，经过五六分钟就可以洗掉。黑砂糖有漂白作用。持续几个月，就会产生效果。

［功　效］　祛斑美容。

2. **消石灰外敷治黑斑**

［方　剂］　消石灰 100 克，木灰 100 克，水适量，糯米 20 粒。

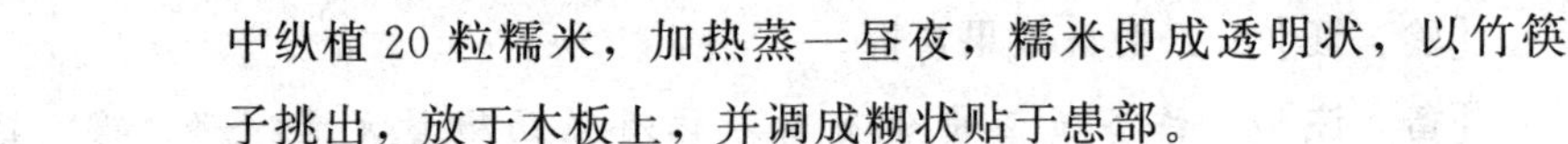

[制用法] 消石灰100克加同量的木灰混合，加入少量的水调成泥状，其中纵植20粒糯米，加热蒸一昼夜，糯米即成透明状，以竹筷子挑出，放于木板上，并调成糊状贴于患部。

[功　效] 祛斑、美容。

[备　注] 此药亦有止痛止痒的功效。

3. **四白香绿粉治黑斑**

[制用法] 甘松、山奈、香薷、白芷、白蔹、防风、藁本、白僵蚕、白附子、天花粉、零陵香、绿豆粉、肥皂各等份。研为细末，每早洗面，斑黑点就会除去。

[功　效] 洁面、增白。

[验　证] 以上方法经医学杂志推荐，多次使用疗效理想。

4. **薏仁祛黑斑**

[方　剂] 薏仁适量。

[制用法] 薏仁研成细粉，每次服用10克，每天3次，在饭前半个小时至一小时前服用，约几个月，即可治好。

[功　效] 增白祛斑。

[验　证] 以上3方经《医疗保健》介绍，疗效确切可靠。

三、美泽容颜

1. **莲藕方驻颜轻身**

[方　剂] 莲花、藕、莲子。

[制用法] 上3味用量比例7∶8∶9计量。置通风处阴干，研成细粉，存于瓷瓶内密封。每日早晚空腹以温开水送服1次，每次1小匙。

[功　效] 养阴清热，美容驻颜。用于体胖、容颜衰败、老态明显者。

[验　证] 据《大清草木方》介绍，此方有减肥和养护容颜作用。

[备　注] 服此方治疗期，禁食葱、蒜等辛辣食物。

2. **玉器美容**

[方　剂] 玉器，如尺、球、顶指等。

[制用法] 用体积不大的玉器在面部搓、滚、磨、擦，用力不大，速度勿快，闲时即用，持之以恒。

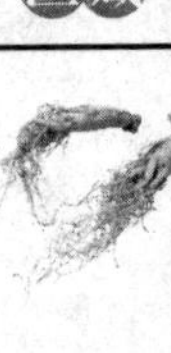

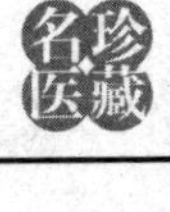

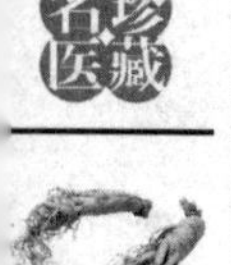

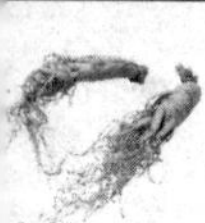

［功　效］　用于养颜美容。

［验　证］　经验证效果甚好。

［备　注］　许多玉石中含有对人体有益的微量元素（硒、镍、钴、铜、镁、铁）。慈禧太后有个奇特的美容方法，就是经常用玉石搓磨面部。此方法在李时珍的《本草纲目》中有记载。

3. 核桃大豆汤永葆面部红润

［方　剂］　核桃仁 10 个，大豆 300 克，白及 10 克，大米 50 克，白糖 25克。

［制用法］　先将大豆、白及同炒熟磨成粉末。再把核桃仁放碗内，加开水浸泡 5 分钟。然后将核桃仁与泡过一夜的大米混在一起，用擀面杖将其擀碎，放入瓷盆中，加 5～6 杯水，经过充分浸泡后，用纱布过滤。将过滤好的汁倒入锅内，加入 3 杯水，再把磨成粉末的大豆、白及粉放入锅内，加白糖，煮成糊状即可。逐日食用。

［功　效］　通经，养荣，益血。经常服饮面部光滑而红润。

［验　证］　据 1982 年第 3 期《食品科技》介绍，此方是著名的京剧表演艺术家梅兰芳先生生前最喜欢吃的美容食品。

4. 黑豆丸悦泽面容

［方　剂］　黑豆、猪油各适量。

［制用法］　将黑豆浸泡后，蒸熟，晾在席上以稻草盖上，待黑豆逐渐变成黄色，取出晒干，捣碎研细。猪油炼过与豆粉掺和拌匀，捏丸如豆大。每日早晚各服 10 丸，久服显效。

［功　效］　润肌肤，养容颜，肥肉膘。用治面无光泽、苍白萎黄、皮肤干皱粗糙、食少体瘦。

［验　证］　此方引自《本草纲目》并化裁而成。《本草拾遗》云：黑豆“久服好颜色，变白不老。”

四、乌须美发

1. 核桃绿皮染发方

［方　剂］　鲜核桃绿皮、蝌蚪等份。

[制用法] 上两味共捣如泥，涂抹须发，2～3 次即黑。

[功　效] 染发成黑。用治须发早白。

[验　证] 据《外台秘要》介绍，此法“一染即黑”。

2. 乌发丸治少年白发

少年白发是指青年男女发间生出白发或黑发变细变黄变白的一种毛发营养与代谢障碍性疾病。其病因可能因精神因素、遗传或神经内分泌功能失调有关。男与女发病率比为 1∶3。

[方　剂] 当归须 100 克，生黄芪 100 克，广地龙 30 克，· ·虫 30 克，水蛭 30 克，僵蚕 60 克，地骨皮 100 克，白云苓 200 克，生、熟地各 100 克，石菖蒲 30 克，远志 30 克，川牛膝 60 克，菟丝子 100 克，天麻 30 克，羌活 30 克，白芍 60 克，川芎 30 克，肉苁蓉 60 克，穿山甲 30 克，鹿角霜 60 克。

[制用法] 诸药粉碎，水泛为丸如小绿豆大，每次 5 克，每日 3 次，饭后，以白云苓、当归各 10 克，肉苁蓉、合欢皮各 6 克，煎水作汤送服。3 个月为 1 个疗程。

[功　效] 益精养血，化瘀乌发。

[验　证] 潘某某，女，20 岁，农民。从 15 岁始，每梳洗时，总见白发根根，近 3 年来，白发越来越多，梳头时并有少量脱发，发梢日渐变黄，甚为烦恼。时而纳少、多梦，脉涩，苔白舌黯红，面少华色，经来腹痛量少，二便如常。诊为少年白发。辨证为肾虚血瘀。方用乌发丸：当归须、生黄芪、地骨皮、生熟地、菟丝子各 100 克，广地龙、· ·虫、水蛭、石菖蒲、远志、天麻、羌活、川芎、穿山甲各 30 克，白云苓 200 克，川牛膝、杭白芍、肉苁蓉、僵蚕、鹿角霜各 60 克。上药粉碎，水泛为丸如绿豆大小每次 5 克，1 日 3 次。饭后，以白云苓、当归各 10 克，肉苁蓉、合欢皮各 6 克，煎水作汤送服。3 个月后复诊，淡黄发梢好转，白发亦减少。再投 1 剂以善后。1 年后追访，头发虽不甚乌，但黄发梢及白发全无。

3. 姜皮生黑发方

[方　剂] 老生姜皮 300 克。

[制用法] 放于有油腻的锅内，加盖不漏气，以文武火煎之。然后取之晾

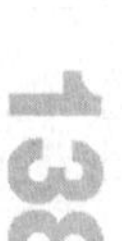

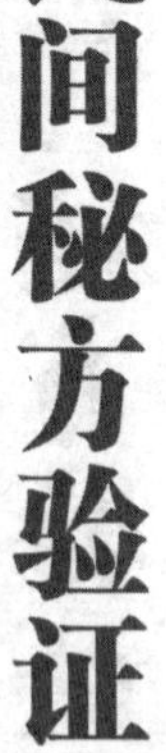

干，研成细粉备用。用时先拔去白发，用手指捏少许姜末按入头部毛孔中，或先点毛发根下后拔，再按入姜粉。

[功　效]　生黑发。用治白发。

[验　证]　据《图经本草》介绍，此法“三日后当生黑者”，神效。

4. 芝麻核桃糖治须发早白

[方　剂]　红砂糖500克，黑芝麻250克，核桃仁250克。

[制用法]　红砂糖放在锅内，加水少许，以小火煎熬至较浓稠时，加入炒熟之黑芝麻与核桃仁，调匀，即停火。趁热将糖倒在表面涂有食油的大搪瓷盘中，待稍冷，将糖压平，用刀划成小块即成。

[功　效]　治少年白发。

[验　证]　患者反映效果满意。

5. 黑豆治青年白发

[方　剂]　黑豆150克，盐少许。

[制用法]　遵古法泡制，即经九蒸九晒，口嚼后淡盐水送服。每次吃6克，日服2次。

[功　效]　乌须黑发，益寿延年。

[验　证]　据《老年报》介绍此法效果甚妙。

6. 醋煮黑豆刷染白发

[方　剂]　黑豆120克，米醋500克。

[制用法]　以醋煮黑豆（不加水）如稀糊状，过滤去滓。用牙刷蘸醋液刷毛发，每日1次。

[功　效]　用治各种非遗传性白发。

[验　证]　《老年报》介绍经读者多次验证效果颇佳。

[备　注]　头皮有皮肤病者禁用。

五、减肥轻身

1. 饭前吃水果减肥

[方　剂]　各种水果减肥

[制用法]　饭前30～45分钟先吃一些水果或饮用1杯果汁。

[功　效]　降体重，减肥胖。

[验　证]　据《老年报》1992年4月刊介绍，饭前吃水果可以减肥。因为：①在餐前饮用果汁的实验者在进餐时所吸收的热量比平时要减少20%～40%。②水果内所含的果糖，使身体内渴求热量的欲望得到满足，进餐时对食物的需求便减少。③几乎所有的实验者在食“餐前果”后，进餐时对脂肪性食物的需求都大大减少，从而间接阻遏体内过多脂肪的堆积。

2. 生地黄生黄芪等可减肥

[方　剂]　生地黄、生黄芪、黑小豆各30克，防己、白术，茯苓、漏芦、决明子、荷叶各10克，红人参8克，蜈蚣2只，生甘草5克。

[制用法]　将上药水煎成150毫升，每次服50毫升，分3次口服。半个月为1个疗程。1个疗程结束，可续服2～3个疗程，直至体重恢复正常止。

[验　证]　用本方治疗肥胖病患者58例，经用药1～3个疗程后，其中体重下降2～3千克者10例；4～5千克者36例；6～8千克者12例。治疗过程中，未见不良反应发生。

3. 大腹皮冬瓜皮等减肥

[方　剂]　炒薏苡仁150克，大腹皮、冬瓜皮、茯苓、炒苍术、炒白术各100克，陈皮80克。

[制用法]　将上药研为极细末，过120目筛，水泛为细小丸，每次服8克(约40粒)。每日3次。本方为1剂药。服药1剂后，可续服2～3剂。

[验　证]　用本方治疗肥胖病患者66例，经用药1～3剂后，其中体重减轻2～3千克者21例；体重减轻4～5千克者34例；体重减轻6～8千克者11例。治疗过程中未见不良反应发生。

4. 玉米须利湿消胖

[方　剂]　玉米须适量。

[制用法]　以开水冲沏。代茶饮。

[功　效]　利湿轻身。对慢性肾炎、膀胱炎、胆囊炎、风湿痛、高血压、肥胖病等均有疗效。

[验　证]　读者反映效果甚妙。

[备　注]　玉米须应在授粉前摘下，阴干存放，可加少许白糖代茶饮。

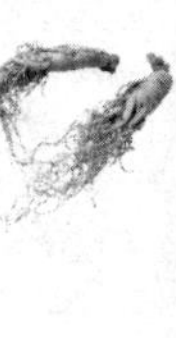
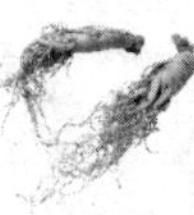
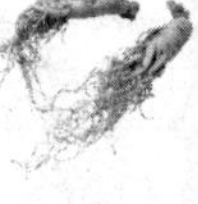
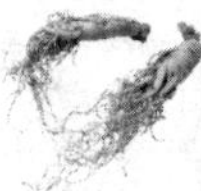

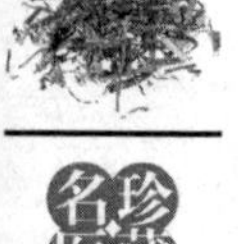
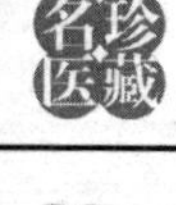

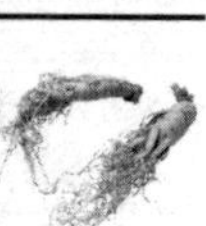

5. 常吃四种蔬菜减肥

［方　剂］　白萝卜、韭菜、黄瓜、绿豆芽。

［制用法］　任选一种或多种，按常法炒食、配制菜肴均可。长期食用，并尽量节制吃高脂肪食品。

［功　效］　白萝卜含有芥子油等物质，能促进脂肪类物质更好地新陈代谢，从而起到防止脂肪在皮下堆积的作用。韭菜含纤维素较多，有通便作用，能排出肠道中过剩的营养物。黄瓜含有丙醇二酸，能够抑制食物中的碳水化物在体内转化成脂肪。绿豆芽含水分较多，被身体吸收后产生热量较少，不容易形成脂肪堆积在皮下。这四种蔬菜很适宜肥胖人食用，常食可使人轻身减肥，体壮健美。

［验　证］　王某某，女，55 岁，常用上方，减肥甚佳。

六、美肤法

1. 干性皮肤

这种皮肤和油性皮肤正好相反，不但不光泽，且有干粗的感觉，有的是因吃了太多碱的东西，或餐食不定时，也有的是因熬夜、烟抽太多，这些都是构成皮肤变成干性的主因，所以平时就要注意摄食的习惯。

［验方一］　如果原本是油性皮肤，却因汗水被细菌的作用分解，以致皮肤变成碱性，一旦变成碱性的皮肤要再回复到中性就较难，这时可将 3 个苹果的外皮削下，煮成半熟后，再将皮的汁绞出，涂抹在面孔上，约 15～20 分钟后用温水洗去，最好是在洗澡后就寝前实行。

苹果皮含有柠檬酸以及果胶，这都能中和干性皮肤，使皮肤恢复富有润泽的中性。

［验方二］　对于原本属干性皮肤者，利用牛奶敷面较为适合。以一大匙鲜奶加温，直接抹在皮肤表面，过 15 分钟后，再以温水洗去。牛奶含有脂肪的成分，可以浸透皮肤，只需持续以此法敷面，约 3～4 个月，即可使皮肤光润起来。

2. 油性皮肤

油性皮肤的人，大都比较喜欢肉食，且汗腺粗，皮肤很容易积堆不洁之物。

治本的方法，就是多吃点蔬菜、水果，且要保持脸部非油性的状态。

［验方一］ 洗脸时，可在温水中注入一点酒洗，并改用药皂洗脸，如此不仅皮肤会更加光滑，且有舒畅、凉爽的感觉。

［验方二］ 鬼芋煮过1遍，放入冰箱，过段时间，取出轻拭脸孔，于化妆前和御妆后实施，要摩擦到面孔感到冷的程度，即可停止。如果再继续摩擦下去，会使皮肤冻伤。

鬼芋能使汗腺收敛，且不洁物不致于浮现于皮肤表面，至于要先将鬼芋煮过再使用，则是因为它含有涩液，煮过后可去掉，如此，更能发挥它的效用。

油性皮肤经过这样的处理后，化妆也不易脱落，且较能持久。

3. 皮肤粗糙

皮肤粗糙，有的是体质使然，有的是蔬菜、水果吃得太少，而缺乏维生素C也会促使皮肤粗糙。

［验方一］ 每次饭前半小时至1小时内，食用薏仁粉10克，可煎茶饮，如觉得不好喝，可加少许蜂蜜服饮。

薏仁含有蛋白分解酵素，它对皮肤炎的治疗有很好的功效。蜂蜜的好处更多，还可消除便秘，无形中对美容也有很大的帮忙。

此法连续服用6个月，就会生效，脸上较光滑，化妆品在脸部也较持久。

［验方二］ 木瓜也含有特别多的蛋白分解酵素，可常食用，但效果较薏仁粉差些。

［验方三］ 以柑皮或柠檬皮冲开水代茶饮，对皮肤也有很大的益处，因为此类水果之果皮含有丰富的维生素C，除了能治好严重的皮肤病外，也是一般女性最喜欢的美容圣品。多吃水果及蔬菜，能消除便秘，并使皮肤光泽细嫩，所以多食用是有益无害的。

4. 毛孔太粗

有的人脸部毛孔很粗，特别是鼻头附近，又有大量的脂肪被分泌出来，脸部不仅有油腻的感觉，且不太美观。毛孔大的原因，有的是因脸部生长青春痘，用手去挤压，青春痘虽消除了，但却使毛孔变大。治疗的方法，可以用盐来收敛皮肤，使毛孔变小。

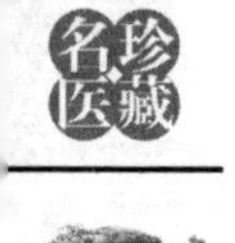

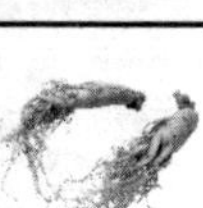

[验　方]　先将橄榄油抹在脸部毛孔粗的部位，再用手沾精制盐，在涂过橄榄油的部位轻轻地摩擦，如此，盐与橄榄油就能适度结合，不会伤到皮肤，也可使血液循环转好，皮肤变热后，即可停止，约再过10～15分钟后，即可以将盐及橄榄油抹掉，再用温水洗净。如此持续一两个月，毛孔就会变小，令您前后判若二人。

[备　注]　盐，在其他方面的功用很多。例如要防止火伤及刀伤化脓，可将盐搽在伤口；预防喉咙发炎，可用盐水漱口，这是因为盐具有杀菌作用；另外，盐能使皮肤表面的水分含盐度增多，以便把水吸出，收敛皮肤，这是它的美容效果。

不只是脸部，其它如肋、膝、关节的硬皮也可用这方法使皮肤变得柔嫩，如果没有橄榄油的话，则可以将细盐放入营养霜里，再来使用，其功效是一样的。

5. 黑皮肤

黑皮肤是健康的表征，但是有的女孩子，则因为皮肤黑的关系，不但化妆不易，且落落寡欢，俗语道“一白遮九丑”，谁不希望自己拥有一身白嫩的皮肤呢？

[验方一]　使皮肤漂白的方法很简单，将两大匙黑砂糖溶化后（以加热方式），加入一大匙牛奶充分搅拌，将此物涂抹脸部，约过15～20分钟后，以温水洗去。每日1次，约持续3个月后，脸上的黑色素就消失很多。

市面上有黑砂糖洗面皂出售，可见它的效果是确实的，至于加入牛奶的原因，是因为黑砂糖虽能够漂白皮肤，但因缺乏脂肪，无法达到使皮肤细嫩的目的，而牛奶中含有的脂肪则可以补充。

总之，要使皮肤变得即白又光滑，光是做还不够，需要持之以恒。

6. 皮肤脆弱

有些人皮肤原本脆弱，不堪在太阳下曝晒，使用化妆品也会伤害到皮肤，所以在缺乏保养之下，更显得粗糙，而没有美感。

[验　方]　将牛奶一大匙，与一大匙半的面粉混合成泥状物，涂抹脸上，

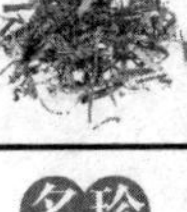
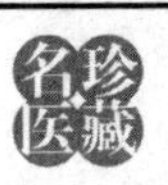

若要加点橄榄油也可以，待 10～15 分钟后洗掉，将会有令人满意的效果。此法每星期做 2 次就可以了，最好持续一年半载，否则效果不彰，前功尽弃。

［备　注］　此法使用起来很方便，至于蜂蜜和柠檬，因为较有刺激性，对脆弱的皮肤恐会造成伤害，如果要使用，则应小心用量。

7. 皮肤缺乏光泽

往昔的妇女，在还没有香皂的时代，都是使用米糠来搽皮肤，这是因为它有独特的作用，能保持皮肤的光泽，且两三天 1 次即可，持续力也较久。

［验　方］　把 1/3 碗的米糠放入袋中，浸入稍热的水里，轻轻摇荡三四次，取出后，用来擦拭脸孔，放置 10～15 分钟，再用温水洗净，经过三四个月后，没有光泽的皮肤就会显得细腻光滑，没有任何的瑕疵了。

［备　注］　米糠中除了含有脂肪外，也富有维生素 B_1 及 B_2，能够为皮肤直接吸收，化装品虽也含有维生素，但却因为掺有防腐剂的缘故，长期使用会对皮肤造成伤害。

但是，使用米糠敷面后也要注意，使用化妆水需为碱性，乳液则选用含脂肪少者，面霜最好使用中性，否则，全体的平衡无法维持，效果将会减半。

8. 晒太阳后的皮肤粗糙

在太阳光下长期曝晒，很容易引起皮肤的老化，大多数的中年人在经过日光浴后，其脸上甚至会长出黑斑，黑斑的出现是皮肤已有老化的征兆，必须要仔细地保养。

［验方一］　将黄瓜磨成泥状，用布过滤它的汁，再滴入一点柠檬汁和 2 匙面粉，搅拌后，用来涂抹脸部，约 15～20 分钟后洗去。

此法，对于日晒后的皮肤是最适合的，柠檬虽含有丰富的维生素 C，但比较之下，经日晒过的皮肤，会有轻微的炎症，直接使用柠檬反而会造成刺激。黄瓜含有果胶以及使皮肤细嫩的成分，是比较适当的。（黄瓜汁液的撷取，有人是将黄瓜根部五十厘米上端处切掉，把切口插入瓶中，过 1 夜，瓶中会滴存黄瓜水，这是最方便的方法。）

［验方二］　上法实行过后，可将柠檬，切片，浸入酒中约 1 个晚上，再将

柠檬片铺在面孔上，约 15 分钟后，即可洗去，酒渍柠檬片对消除黑斑有很好的功效，此法最好在就寝前沐浴后实施。

以上二法应照先后顺序实行，如此不但能使晒太阳后的皮肤不致变为粗糙，且对美容也是很有效果的。

如果在海边晒出水泡时，可以抹上橄榄油，于 15 分钟后洗掉，约两三天即可痊愈，如果全身都起水泡，则约 1 星期才能治好，待水泡治好后，才能实行敷面法。

9. 病后皮肤活力的恢复

生病时，皮肤缺乏活力，尤其是在床上躺了两三个月后，皮肤更是毫无生气，这种皮肤就是化妆也没有用，最好是先恢复皮肤的活力。

[验　方]　把 1 个鸡蛋放入一大匙面粉中充分搅拌，用它来涂抹脸部，约 15 分钟后以温水洗掉，最好在就寝前做，每隔 3 天做 1 次，就能有很好的效用。

[备　注]　蛋黄中的磷与蛋黄荷尔蒙直接与营养有关，磷是一种特别成分，可以补给皮肤营养，如果能选用有精卵的蛋黄，对病后衰弱的皮肤更为有利。但是，久病刚愈和产后的妇女，其皮肤是最脆弱的，不能一下子吸收太多的营养，每星期 2 次即足够。但要持之以恒才有用。